Gaurav Singh
Haritma Nigam
Sivan Sathish

Lesões osteodistróficas da mandíbula

Gaurav Singh
Haritma Nigam
Sivan Sathish

Lesões osteodistróficas da mandíbula

ScienciaScripts

Imprint

Cover image: www.ingimage.com

This book is a translation from the original published under ISBN 978-620-8-17201-5.

Publisher:
Sciencia Scripts
is a trademark of
Dodo Books Indian Ocean Ltd. and OmniScriptum S.R.L publishing group

120 High Road, East Finchley, London, N2 9ED, United Kingdom
Str. Armeneasca 28/1, office 1, Chisinau MD-2012, Republic of Moldova, Europe
Printed at: see last page
ISBN: 978-620-8-28573-9

TÍTULO:

LESÕES OSTEODISTRÓFICAS DO MAXILAR

POR: Dr. Gaurav Singh
Dr. Haritma Nigam
Dr. Sivan Sathish

Índice

LISTA DE ABREVIATURAS

S.NO		
1.	FGFR3	Fibroblast growth factor receptor 3
2.	BFOL	Benign fibro-osseous lesion
3.	OPG	Orthopantomogram
4.	ALP	Alkaline phosphatase
5.	TNSALP	Tissue -nonspecific isozyme of alkaline phosphatase
6.	OI	Osteogenesis imperfecta
7.	DI	Dentinogenesis imperfecta
8.	HPTH	Hyperparathyrodism

Introdução

O osso é um tipo especializado de tecido conjuntivo constituído por vários tipos de células e uma matriz colagénica extracelular, no interior da qual se deposita uma substância mineral cristalina complexa constituída principalmente por cálcio, fosfato e carbonato numa relação definida.

O osso não é simplesmente uma estrutura dura, relativamente inerte, para suporte do corpo, mas na realidade é um tecido complexo, altamente organizado e metabolicamente ativo. Para além de fornecer uma estrutura resistente à gravidade, o esqueleto também actua como um reservatório extracelular de cálcio e fósforo.

No entanto, existem muitas doenças, quer especificamente do osso, quer mais genericamente do metabolismo mineral, em que há um envolvimento importante do osso.

A osteodistrofia é a formação defeituosa do osso em termos de formação, maturação ou mineralização. Sob este título foram agrupadas várias doenças, que diferem muito na sua manifestação clínica, bem como na sua etiologia.

No entanto, uma caraterística é comum, nomeadamente as anomalias no desenvolvimento e manutenção do sistema ósseo, quer de natureza local quer de distribuição mais generalizada. A maior parte delas são adquiridas, mas algumas são congénitas. Algumas devem-se à falta de vitaminas, outras à produção excessiva de hormonas, enquanto a maioria tem uma causa desconhecida.

As lesões osteodistróficas dos maxilares não incluem lesões reconhecidas e restritas aos maxilares, mas constituem um grupo de doenças esqueléticas generalizadas que manifestam frequentemente o envolvimento da região oral e maxilofacial.

As distrofias são doenças progressivas que surgem em tecidos que inicialmente apresentavam uma função normal. A distrofia deriva da palavra grega: dys - errado: Trophe - nutrição.

Foi sugerido que as condições secundárias aos factores sistémicos não deveriam ser denominadas distrofias, mas outros consideraram algo artificial excluir da definição as entidades com manifestações sistémicas.

O principal defeito da osteodistrofia pode ser

- Perturbação do crescimento da cartilagem
- Perturbação do equilíbrio osteogénico e osteolítico
- Perturbação da deposição de cristais de hidroxiapatite na matriz cartilaginosa do tecido osteoide

A perturbação do equilíbrio osteogénico e osteolítico pode ser evidenciada por

- Osteoporose: com diminuição do número e da espessura das trabéculas calcificadas, como demonstrado pela rarefação na radiografia, mas sem descalcificação, devido à diminuição da atividade osteoblástica.
- Osteosclerose: com aumento do número e da largura das trabéculas e da largura do córtex, devido ao aumento da atividade osteoblástica.
- Osteíte fibrosa, devido ao aumento da atividade osteolítica.

Etiopatogénese

A densidade óssea normal é mantida por uma variedade de mecanismos metabólicos interdependentes, designados por homeostasia óssea normal. Quando ocorre um desequilíbrio na homeostasia, a densidade óssea pode ser afetada de forma generalizada e pode aumentar ou diminuir. Segue-se um breve resumo dos mecanismos envolvidos na homeostase óssea normal:[1]

O cálcio é o principal componente mineral do osso, sendo que 99% do seu fornecimento está concentrado no osso. O cálcio ósseo apresenta-se sob duas formas principais: iónica e ligada a proteínas. O cálcio ligado a proteínas é dependente do pH e diminui com a acidose. O cálcio ionizado é mais significativo porque a paratormona responde ao nível de cálcio ionizado no soro e não ao nível de cálcio sérico. Cerca de 3% do nível de cálcio sérico encontra-se em complexos de citrato e fosfato. A absorção do cálcio varia com a ingestão, ou seja, se a ingestão for baixa, a absorção é relativamente maior. O inverso é verdadeiro quando a ingestão é elevada. O cálcio é absorvido a partir do trato gastrointestinal por ligação a uma proteína segregada pela mucosa do intestino delgado e é controlado pela vitamina D. A excreção urinária é diretamente proporcional à ingestão alimentar.[1]

O fósforo é absorvido por transporte ativo através da parede intestinal e necessita de sódio. O nível de fosfato sérico é controlado por uma variedade de factores que afectam a excreção de fosfato. Por exemplo, a excreção de fosfato é diminuída pela vitamina D, pelos glucocorticóides e pela hormona do crescimento; é aumentada pela paratormona e pelos estrogénios. Normalmente, 85-95% do fósforo é reabsorvido pelos túbulos renais, e uma diminuição da reabsorção total pelos túbulos renais é um diagnóstico de hiperparatiroidismo. O nível sérico de fosfato não tem qualquer efeito sobre a secreção de paratormona ou de tirocalcitonina. A vitamina D é necessária para a absorção do cálcio, uma vez que é necessária para a síntese da proteína de ligação ao cálcio pela mucosa do intestino delgado. Os níveis de vitamina D dependem da ingestão alimentar, armazenada sob a forma de precursores inertes. A luz solar ativa o precursor inerte (7-dehidrocolesterol) armazenado na pele, e a conversão ocorre no fígado por hidroxilação para a forma metabolicamente ativa (dihidroxivitamina D3). A vitamina D é necessária para que a paratormona actue no osso e estimule a reabsorção osteoclástica, libertando assim o cálcio do osso para o soro.

A paratormona responde a níveis séricos baixos de cálcio provocando uma libertação de cálcio do osso. É controverso se isto ocorre inteiramente por ação dos osteoclastos ou se os próprios osteócitos podem exercer uma ação osteolítica sobre o mineral ósseo. A paratormona tem um efeito direto nos rins, estimulando a reabsorção tubular de fósforo.[1]

A calcitonina, um polipéptido produzido pelas células foliculares paraenses da glândula tiroide, foi descoberta há relativamente pouco tempo. Inibe a reabsorção óssea e tem sido eficaz no tratamento da doença de Paget. A calcitonina provoca a persistência da esclerose óssea após a remoção da glândula paratiroide e pode ser responsável pela osteosclerose observada na osteodistrofia renal.[1]

A hormona tiroideia tem um efeito geral no metabolismo e afecta o osso quando a sua função está alterada. O hipertiroidismo aumenta a libertação de cálcio do osso, dando origem a costuras osteóides. O hipotiroidismo diminui a modelação óssea e diminui o fluxo sanguíneo ósseo.[1]

A hormona do crescimento é produzida na hipófise anterior e estimula a formação óssea, provocando um aumento da formação óssea trabecular e cortical normal, o que resulta num aumento da massa esquelética. A hormona tiroideia desempenha um papel permissivo na ação da hormona do crescimento. Por exemplo, a deficiência de tiroide na infância resulta em nanismo metabólico.[1]

As hormonas gonadais, principalmente os androgénios e os estrogénios, são responsáveis pelo encerramento da epífise. Assim, o excesso de hormonas gonadais no início do surto de crescimento na adolescência pode resultar num atordoamento do crescimento, ao passo que uma produção inadequada pode, em última análise, resultar num crescimento desproporcionado dos ossos longos e dos órgãos genitais pequenos, típico do eunucoidismo. Nos adultos, os androgénios, os estrogénios e os esteróides sintéticos deprimem a reabsorção óssea sem influenciar a formação óssea.[1]

Os esteróides adrenocorticais aumentam a reabsorção óssea e diminuem a formação óssea.[1]

Os níveis de fosfatase alcalina estão aumentados sempre que ocorre renovação óssea: são avaliados na maioria destas doenças metabólicas. Na doença de Paget não tratada, durante as fases activas da doença, observam-se valores excecionalmente elevados.[1]

Revisão da literatura

Wilkin et al 1998 Mais de 97% dos casos de acondroplasia são causados por uma de duas mutações (G1138A e G1138C) no gene do recetor 3 do fator de crescimento dos fibroblastos (FGFR3), que resulta numa substituição específica de aminoácidos, G380R. Casos esporádicos de acondroplasia têm sido associados a idade paterna avançada, sugerindo que estas mutações ocorrem preferencialmente durante a espermatogénese. Determinámos a origem parental da mutação da acondroplasia em 40 casos esporádicos. Foram identificados três polimorfismos distintos de 1-bp no gene FGFR3, muito próximos do local da mutação da acondroplasia. Noventa e nove famílias, cada uma com um caso esporádico de acondroplasia numa criança, foram analisadas neste estudo. Nesta população, a mutação da acondroplasia ocorreu no cromossoma paterno em todos os 40 casos em que a origem parental era inequívoca. Esta observação é consistente com a observação clínica de idade paterna avançada resultando em novos casos de acondroplasia e sugere que factores que influenciam a replicação ou reparação do ADN durante a espermatogénese, mas não durante a oogénese, podem predispor à ocorrência das mutações G1138 FGFR3

D MacDonald-Jankowski em 1999 A apresentação radiográfica da displasia fibrosa nos maxilares de pacientes de Hong Kong com as caraterísticas relatadas noutras populações. A proporção entre homens e mulheres era de 4:3: uma mulher era de origem indiana; os outros seis pacientes eram de etnia chinesa. As mulheres eram, em média, mais velhas do que os homens. Três casos afectaram a mandíbula e quatro a maxila. Cinco casos afectaram o lado direito e dois o esquerdo. O inchaço foi a principal manifestação clínica. As lesões eram geralmente grandes, afetando a maior parte ou toda a hemimandíbula ou hemimaxila envolvida. Todos os casos apresentavam expansão e opacificação em vidro fosco. Os quatro casos que acometeram a maxila reduziram a luz do antro maxilar. A revisão sistemática foi realizada em 104 casos individuais derivados de nove relatórios, dos quais apenas 93 casos foram acompanhados de detalhes radiológicos. Muitos dos relatórios eram limitados no seu âmbito, particularmente no que diz respeito às caraterísticas radiológicas. A displasia fibrosa é mais frequente na maxila em populações orientais. A tumefação é o achado clínico mais frequente e a expansão bucolínica o achado radiológico mais frequente.

R Holliday MJ, McCarthy EF, Nager GT em 2001 A displasia fibrosa pode apresentar-se de inúmeras formas na base do crânio. Os modernos métodos de imagem e a análise histopatológica tornaram o diagnóstico relativamente simples. A cirurgia, particularmente em uma região tão desafiadora como a base do crânio, deve ser reservada para pacientes com comprometimento funcional ou uma deformidade cosmética. Devido à natureza benigna da doença, a cirurgia em si deve ser relativamente conservadora, com o objetivo principal. Os etmóides foram os mais frequentemente envolvidos (71%), seguidos pelos ossos esfenoide (43%), frontal (33%), maxilar (29%), temporal (24%), parietal (14%) e occipital (5%). As caraterísticas de apresentação mais comuns incluíram dor facial atípica e cefaleia, queixas referentes aos seios nasais, proptose e diplopia, perda de audição e dormência facial são observadas nestes casos.

Robert B. Brannon e Craig B. Fowler 2001 As lesões fibro-ósseas benignas (BFOL) representam um grupo clinicamente diverso de doenças do osso que partilham caraterísticas histopatológicas semelhantes. No entanto, entre as novas teorias e contendas, existe agora um acordo essencial de que as displasias ósseas representam um único processo de doença, enquanto o chamado "fibroma ossificante ativo juvenil" e outros fibromas ossificantes/cementizantes "agressivos", "activos" e "psammomatóides" permanecem controversos. Os autores atualizaram o patologista cirúrgico sobre as várias entidades que compõem o espetro de BFOL e examinaram os critérios para o seu diagnóstico. A nomenclatura para as lesões ósseas coletivamente conhecidas como BFOL tem sido historicamente inconsistente, confusa e francamente agravante. Nos últimos anos, foram alcançados progressos significativos na compreensão das semelhanças e diferenças histogenéticas e patogénicas das várias lesões fibro-ósseas, melhorando assim a capacidade de diagnosticar com precisão e de tratar muitas condições específicas, incluindo a DF craniofacial, a OF, a DO focal e a DO florida. Segundo eles, ainda há necessidade de esclarecimento de muitos aspectos deste grupo de lesões desconcertantes. A eliminação de terminologia clínica confusa, como "juvenil" e "agressivo", em diagnósticos histológicos, e de termos questionáveis, como "cemento" e "cimentante", para neoplasias formadoras de osso, seria um começo para esclarecer as coisas.

Steven R. Singer, Muralidhar Mupparapu, Joseph Rinaggio em **2004** Descreve-se a displasia fibrosa crónica não tratada da mandíbula num homem de 40 anos, com ênfase nos achados radiográficos. No interior desta lesão mandibular madura, foi observada uma grande radiolucência, com aspeto de cisto ósseo simples. A paciente não apresentava qualquer sintoma diretamente relacionado à lesão mandibular. São discutidos vários aspectos do diagnóstico, aspeto radiográfico e diagnóstico diferencial. A informação aqui apresentada será útil para todos os dentistas, cirurgiões orais e maxilofaciais, médicos e outros prestadores de cuidados de saúde na identificação do aspeto das lesões fibro-ósseas crónicas.

Bart L Loeys1, Junji Chen, em 2005, relataram mutações heterozigóticas nos genes que codificam o recetor do fator de crescimento transformador b do tipo I ou do tipo II em dez famílias com um fenótipo humano recentemente descrito que inclui perturbações generalizadas no desenvolvimento cardiovascular, craniofacial, neurocognitivo e esquelético. Apesar da evidência de que os receptores derivados de alelos mutantes selecionados não podem suportar a propagação do sinal de TGFb, as células derivadas de indivíduos heterozigóticos relativamente a estas mutações não mostraram uma cinética alterada da resposta de fase aguda ao ligando administrado. Além disso, os tecidos derivados de indivíduos afectados mostraram um aumento da expressão do colagénio e do fator de crescimento do tecido conjuntivo, bem como um enriquecimento nuclear de Smad2 fosforilado, indicativo de um aumento da sinalização do TGFb. Os dados implicam definitivamente a perturbação da sinalização do TGFb em muitos fenótipos humanos comuns, incluindo craniossinostose, fenda palatina, aneurismas arteriais, doença cardíaca congénita e atraso mental.

Matthew R. DiCaprio, William F. Enneking in at **2005** A displasia fibrosa é uma lesão esquelética benigna comum que pode envolver um osso ou vários ossos (poliostótica) e ocorre em todo o esqueleto, com predileção pelos ossos longos, costelas e ossos craniofaciais. A etiologia da displasia fibrosa tem sido associada a uma mutação activadora no gene que codifica a subunidade alfa da proteína G estimuladora (G(s)alfa) localizada em 20q13.2. A maioria das lesões são monostóticas, assintomáticas e identificadas incidentalmente, podendo ser tratadas com observação clínica e educação do doente. A terapêutica com bisfosfonatos pode ajudar a melhorar a função, diminuir a dor e reduzir o risco de fratura em doentes adequadamente selecionados com displasia fibrosa. A cirurgia está indicada para confirmação da biópsia, correção da deformidade, prevenção de fracturas patológicas e/ou erradicação de lesões sintomáticas. A utilização de enxertos corticais é preferível aos enxertos esponjosos ou substitutos de enxertos ósseos devido às qualidades físicas superiores do osso cortical remodelado nos casos de doentes com displasia fibrosa.

Xue Han et al em 2006 A acondroplasia, a forma mais comum de nanismo humano, é devida a uma mutação G380R no domínio transmembranar do recetor 3 do fator de crescimento dos fibroblastos (FGFR3) em 0,97% dos casos estudados. Embora o mecanismo molecular de indução da patologia esteja a ser debatido, as consequências estruturais da mutação não foram estudadas. Aqui utilizamos a difração de neutrões para determinar a disposição do domínio transmembranar do FGFR3 em bicamadas lipídicas fluidas, e investigamos se a mutação G380R afecta a topologia da proteína na bicamada. Os nossos resultados demonstram que, num sistema modelo, a mutação G380R induz uma mudança no segmento que está incorporado na membrana. O centro do segmento incorporado no núcleo de hidrocarbonetos no mutante está próximo do ponto médio entre R380 e R397, apoiando medições anteriores da energia de inserção de arginina no retículo endoplasmático. Os resultados apresentados aprofundam o nosso conhecimento sobre a inserção de aminoácidos básicos em bicamadas e podem levar a novas perspectivas sobre o mecanismo de patogénese da acondroplasia.

Roy Eversole et al 2008 As lesões fibro-ósseas benignas do complexo craniofacial são representadas por uma variedade de processos patológicos que se caracterizam por ossificações e calcificações patológicas em associação com um elemento fibroblástico hipercelular da medula óssea. A classificação atual inclui neoplasias, lesões displásicas do desenvolvimento e processos inflamatórios reactivos. A displasia fibrosa é um processo displásico benigno de osteogénese alterada que pode ocorrer num único osso (monostótica) ou em múltiplos ossos (poliostótica). Quando as lesões fibro-ósseas poliostóticas típicas da displasia fibrosa estão associadas a outras anomalias e endocrinopatia, esta forma variante constitui a síndrome de McCuneAlbright (MAS). A base molecular deste grupo de doenças relacionadas é uma mutação no gene que codifica a subunidade alfa da proteína G (Gs-alfa) que liga o AMPc aos receptores hormonais

Joseph L Shekhar em 2009 A doença de Paget dos ossos é uma doença comum que pode afetar um ou vários ossos. Embora muitos doentes sejam assintomáticos, pode ocorrer uma variedade de sintomas e complicações. Felizmente, está atualmente disponível uma terapia farmacológica eficaz, principalmente com bisfosfonatos potentes, para tratar doentes com complicações ou sintomas. Esta revisão da doença de Paget dos ossos inclui a epidemiologia e a fisiopatologia, as complicações e os achados clínicos, as indicações para o tratamento e os medicamentos atualmente disponíveis para tratar esta doença.

Thais dos Santos Fontes Pereiraa et al 2009 A displasia fibrosa pertence ao grupo heterogéneo de lesões fibro-ósseas composto por condições de desenvolvimento e neoplásicas. O diagnóstico da displasia fibrosa representa um desafio na prática clínica, pois requer a correlação de achados clínicos, radiológicos, histopatológicos e cirúrgicos. Por isso, a busca por ferramentas complementares de diagnóstico é essencial. O diagnóstico da displasia fibrosa pode ser um desafio e requer a correlação de todas as caraterísticas clinicopatológicas. Até à data, a identificação de mutações GNAS 1 é a ferramenta molecular mais útil para diferenciar a displasia fibrosa de outras lesões fibro-ósseas. O tratamento e o prognóstico desta condição de desenvolvimento estão condicionados pela estabilização do seu crescimento e os resultados são geralmente favoráveis. No entanto, os casos associados a síndromes podem requerer abordagens diferentes.

AfnanAL-Saleem, AsmaAl-Jobair em **2010** A acondroplasia é a forma mais comum de nanismo por displasia esquelética que se manifesta com baixa estatura e encurtamento desproporcional dos membros. A acondroplasia é de interesse dentário devido às suas caraterísticas craniofaciais que incluem macrocefalia relativa, ponte nasal deprimida e hipoplasia maxilar. A presença de cabeça grande, shunt implantado, obstrução das vias respiratórias e dificuldade no controlo da cabeça requerem precauções especiais durante o tratamento dentário. As manifestações craniofaciais e as considerações no tratamento dentário são apresentadas numa doente do sexo feminino de 11 anos de idade com acondroplasia. Em conclusão, o caso apresentado mostrou que as caraterísticas da acondroplasia podem levar a problemas respiratórios, neurológicos, esqueléticos, ortodônticos e psicossociais. Os médicos dentistas que tratam destas crianças devem ser capazes de reconhecer estas caraterísticas e as suas complicações, uma vez que o tratamento dentário é limitado pelos problemas práticos associados a esta doença.

Cholakova R. et al em 2010 A displasia fibrosa craniofacial é um dos 3 tipos de displasia fibrosa que podem afetar os ossos do complexo craniofacial, incluindo a mandíbula e a maxila. A displasia fibrosa é um distúrbio do desenvolvimento esquelético do mesênquima formador de osso que se manifesta como um defeito na diferenciação e maturação osteoblástica. É uma lesão de etiologia desconhecida, patogénese incerta e histopatologia diversa. A displasia fibrosa representa cerca de 2,5% de todos os tumores ósseos e mais de 7% de todos os tumores benignos. O objetivo deste artigo é apresentar um caso raro de displasia fibrosa bilateral dos maxilares superior e inferior, em combinação com deficiência intelectual (anteriormente designada por atraso mental). A abordagem de diagnóstico clínico incluindo estudos imagiológicos: Ortopantomografia (OPG) e tomografia 3D é descrita. O exame histológico também foi essencial para obter um diagnóstico definitivo. Os casos isolados de displasia fibrosa na região maxilomandibular são raros e podem ser difíceis de diferenciar de outras doenças ósseas benignas e malignas.

Antonios Mammis et al em 2010 Os gigantes têm sido objeto de fascínio ao longo da história. Embora existam descrições de gigantes na literatura leiga há milénios, a primeira tentativa de uma descrição médica foi publicada por Johannes Wier em 1567. No entanto, foi Pierre Marie, em 1886, que estabeleceu o termo "acromegalia" pela primeira vez e estabeleceu um diagnóstico clínico distinto com descrições clínicas claras em 2 doentes com a apresentação caraterística. Vários achados de autópsias revelaram uma correlação consistente entre a acromegalia e o aumento da hipófise. Em 1909, Harvey Cushing postulou uma "hormona do crescimento" como o fator fisiopatológico subjacente envolvido na hipersecreção hipofisária em doentes com acromegalia. Esta teoria foi apoiada pelas suas observações de remissão clínica em doentes com acromegalia nos quais tinha efectuado hipofisectomia. Neste artigo, os autores apresentam alguns dos primeiros relatos de acromegalia e gigantismo, e descrevem a sua evolução histórica como entidade médica e cirúrgica.

Gagnon C et al em 2010 A hipofosfatasia (HPP) é uma doença genética rara caracterizada por uma fosfatase alcalina (ALP) sérica baixa e uma mineralização óssea defeituosa que predispõe a pseudofracturas e fracturas mal cicatrizadas. A experiência com teriparatida na

HPP é limitada. Este é o primeiro relatório de biópsia óssea da resposta da teriparatida na HPP adulta. Em contraste com os dois casos relatados anteriormente, a resposta bioquímica à teriparatida não foi sustentada, sugerindo que a resposta pode ser variável, dependendo da mutação do gene TNSALP. O doente era portador de duas mutações missense nos exões 6 e 11 (Ala176Thr e Val423Ala) e de um polimorfismo no exão 12 (Val522Ala) do gene da ALP inespecífica tecidular (TNSALP). Os marcadores de remodelação óssea aumentaram acentuadamente.

Freny R Karjodkar et al 2011 A displasia fibrosa é uma lesão incomum, mas importante, que afecta a região maxilofacial, pois pode causar deformidade grave e assimetria dos ossos da face e da mandíbula. A displasia fibrosa é uma doença esporádica de base genética do osso; com mutações no gene (GNAS I). Todos os casos apresentavam margens mal definidas das lesões, exceto na região em que as lesões se estendiam ao córtex do osso envolvido. A estrutura interna de todos os casos apresentava aspeto de vidro fosco. Quatro casos de lesão maxilar mostraram o deslocamento do seio maxilar, mantendo a forma do seio maxilar. Dois casos mostraram obliteração completa do seio maxilar. O deslocamento do canal alveolar inferior não seguiu nenhum padrão típico em nenhum dos casos, mas foi deslocado em diferentes direcções. O tipo craniofacial de displasia fibrosa é tão comum quanto a displasia fibrosa da mandíbula. As margens, a extensão, a estrutura interna e o efeito na estrutura circundante são bem detectados em imagens de tomografia computorizada.

N Santana et al at 2020 O osso é um tecido conjuntivo denso, semirrígido, poroso e calcificado que forma a maior parte do esqueleto da maioria dos vertebrados. É constituído por uma matriz orgânica densa e um componente mineral inorgânico. A remodelação óssea é um processo complexo pelo qual o osso velho é continuamente substituído por tecido novo, o que requer a interação entre diferentes fenótipos celulares e é regulado por uma variedade de factores bioquímicos e mecânicos. Num equilíbrio homeostático, os processos de reabsorção e formação são equilibrados de modo a que o osso velho seja continuamente substituído por tecido novo e se adapte à carga mecânica e à tensão. Vários factores locais e sistemáticos que causam perturbações na reabsorção e deposição óssea conduzem a um desenvolvimento anormal ou defeituoso do osso, comummente designado por osteodistrofia

- uma ossificação defeituosa do osso está normalmente associada a perturbações do metabolismo do cálcio e do fósforo. A melhor compreensão da biologia celular molecular e do mecanismo patogénico ajuda a definir as anomalias nas linhagens osteoblásticas e osteoclásticas e a desenvolver novas abordagens terapêuticas.

Sirisha Vammi et al 2021 O osso é uma forma especializada de tecido conjuntivo, mineralizado e constituído por aproximadamente 28% de colagénio tipo I e 5% de proteínas da matriz não colagénica. As propriedades do osso são muito notáveis, pois é um tecido dinâmico, em constante renovação em resposta a influências mecânicas, nutricionais e hormonais. Em 1978, a "Nomenclatura Internacional das Doenças Constitucionais do Osso" dividiu as doenças ósseas em dois grandes grupos: osteocondrodisplasias e disostoses. O grupo das osteocondrodisplasias subdivide-se ainda em duas categorias: as displasias (anomalias do crescimento do osso e/ou da cartilagem) e as osteodistrofias (anomalias da textura do osso e/ou da cartilagem). As displasias constituem o maior grupo de doenças ósseas, daí o termo genérico "displasia esquelética" que é frequentemente utilizado de forma incorrecta quando se refere a uma doença que é na realidade uma osteodistrofia ou disostose. A palavra "distrofia" implica qualquer condição de desenvolvimento anormal. As "osteodistrofias", como o seu nome indica, são perturbações no crescimento do osso. Também é conhecida como osteodistrofia. Inclui doenças ósseas que não são inflamatórias nem neoplásicas, mas que podem ser genéticas, metabólicas ou de origem desconhecida. Estudos recentes demonstraram que o osso influencia a atividade de outros órgãos, e que o osso também é influenciado por outros órgãos e sistemas do corpo, fornecendo novos conhecimentos e evidenciando a complexidade e a natureza dinâmica do tecido ósseo. A 1,25-dihidroxivitamina D3, ou simplesmente vitamina D, em associação com outras hormonas e minerais, é responsável por mediar a absorção intestinal de cálcio, que influencia os níveis de cálcio plasmático e o osso.

Paula S. Et al em 1992 A hipofosfatasia é uma forma hereditária de raquitismo/osteomalácia com expressão clínica extremamente variável. As formas graves são herdadas de forma autossómica recessiva; o modo de transmissão das formas ligeiras é incerto. A caraterística bioquímica da hipofosfatasia é a atividade deficiente da isoenzima inespecífica tecidular da fosfatase alcalina (TNSALP). Anteriormente, demonstrámos num bebé inbred que uma mutação missense idêntica em ambos os alelos do gene que codifica a TNSALP causava doença letal. Examinámos agora os cDNAs da TNSALP de quatro doentes não aparentados com as formas perinatais ou infantis graves de hipofosfatasia. Cada um dos oito alelos TNSALP destes quatro indivíduos contém uma mutação pontual diferente que causa uma substituição de aminoácidos. Essas alterações de base não foram detectadas em pelo menos 63 indivíduos normais e, portanto, parecem ser as causas da hipofosfatasia nos quatro pacientes. (Duas substituições de bases adicionais, encontradas num alelo de cada um dos quatro doentes, são polimorfismos associados). Vinte e três doentes não aparentados (de 50 rastreados), que reflectem todo o espetro clínico da hipofosfatasia, possuem uma de quatro das oito mutações acima referidas. Em dois destes doentes adicionais, as formas ligeiras da doença são também herdadas de forma autossómica recessiva. Os nossos resultados indicam que a hipofosfatasia pode ser causada por várias mutações missense diferentes e que as interações específicas dos diferentes alelos mutantes TNSALP são provavelmente importantes para determinar a expressão clínica. As formas graves, a doença perinatal e infantil, são em grande parte o resultado de heterozigotia composta para diferentes alelos de hipofosfatasia. Pelo menos alguns casos de hipofosfatasia infantil e adulta são herdados como traços autossómicos recessivos.

Gabriela de Morais et al em 2010 O Querubismo é uma doença congénita da infância de herança autossómica dominante. Esta doença é caracterizada pelo aumento bilateral indolor dos maxilares, em que o osso é substituído por tecido fibroso. Apresenta caraterísticas clínicas, radiográficas e histológicas sui generis, as quais o clínico deve conhecer para um melhor diagnóstico diferencial na presença de uma lesão fibro-óssea acometendo os ossos do complexo maxilomandibular. O objetivo do presente trabalho foi revisar a literatura e relatar os aspectos mais importantes do querubismo, a fim de facilitar o estudo dessa doença. No total, 44 fontes bibliográficas foram obtidas e revisadas. Foram revistos os estudos que descreviam novas caraterísticas sobre a fisiopatologia, o diagnóstico e o tratamento do querubismo. Apesar das excepções, o querubismo é uma doença clinicamente bem caracterizada. Em casos de suspeita de querubismo, o exame radiográfico é essencial, uma vez que a apresentação clínica, a localização e a distribuição das lesões podem definir o diagnóstico. O exame histopatológico é complementar. Atualmente, os testes genéticos devem ser utilizados para o diagnóstico definitivo do querubismo.

Classificação com base na etiologia

DE ACORDO COM O A.G.R. GHOMS ET.II CLASSIFICADO COMO

A) **Doenças genéticas**
- Osteogénese imperfeita
- Osteopetrose
- Acondroplasia
- Querubismo
- Anemia falciforme
- Talassemia

B) **Perturbações metabólicas**
- Raquitismo renal
- Hipofosfatasia
- Fluorose
- Escorbuto

C) **Doenças endócrinas**
- Hiperparatiroidismo
- Hiperpituitarismo

D) **Lesões fibro-ósseas**
- Displasia fibrosa
- Doença de Paget

E) **Síndromes**
- Síndroma de Marfan

Perturbações genéticas

A) OSTEOGÉNESE IMPERFEITA

Sinónimos

DOENÇA DOS OSSOS FRÁGEIS SÍNDROME DE EXMAN-LOBSTEIN

SÍNDROME DE VROLIK

FRAGILITAS OSSIUM

OSTEOPSATIROSE

Definição: A osteogénese imperfeita (Ol) é um grupo heterogéneo de doenças hereditárias resultantes de uma variedade de defeitos bioquímicos e morfológicos do colagénio

História

Foi Willem Vrolik, professor de Anatomia, Anatomia Patológica e Zoologia no Athenaeum Illustre (Universidade de Amesterdão), que descreveu no seu Handbook of Pathological Anatomy (1842-1844) e Tabulae ad illustrandam embryogenesin hominis et mammalium, naturalem tam abnormem (1844-1849) um recém-nascido bom com numerosas fracturas e hidrocefalia. Nas Tabulae, com textos em latim e em neerlandês, no texto latino Vrolik utilizou no cabeçalho da placa 91 o termo Osteogenesis imperfecta (em neerlandês: gebrekkige been wording).

Fisiopatologia

No osso, a perturbação da síntese do colagénio de tipo 1 (proteína predominante da matriz extracelular da maioria dos tecidos) causa osteoporose. Os ossos afectados tornam-se fracos e frágeis, o que os torna susceptíveis a fracturas. O colagénio de tipo I é também um dos principais constituintes da dentina, das selas, dos ligamentos, dos vasos sanguíneos e da pele, o que explica as anomalias observadas nestas estruturas em doentes que sofrem de osteogénese imperfeita.)[3]

As mutações que interferem com a expressão do gene do colagénio, a formação da tripla hélice (sequência de aminoácidos) ou a secreção de procolagénio afectam a estrutura e a função das fibrilas de colagénio, resultando na osteogénese lmperfeca.[3]

As mutações no gene COLIAI no cromossoma 17 e no gene COLIA2 no cromossoma 7 (genes que codificam para a síntese e/ou estrutura do colagénio de tipo 1) podem causar uma combinação de produção de colagénio anormal e diminuição da produção de colagénio normal. A variabilidade das combinações resulta na expressão fenotípica diferente da Osteogénese Imperfeita.[3]

Caraterísticas clínicas

A OI é uma doença rara que afecta 1 em cada 8000 indivíduos, sendo que muitos nascem mortos ou morrem pouco depois do nascimento. Ocorrem tanto traços autossómicos como recessivos, e muitos casos são esporádicos. A gravidade da doença varia muito, mesmo nos membros afectados de uma única família. Para além da fragilidade óssea, alguns indivíduos afectados têm esclerótica azulada, dentes alterados, hipoacusia (perda de audição), deformações dos ossos longos e da coluna vertebral e hiperextensibilidade das articulações.

Os pacientes com OI demonstram uma prevalência aumentada de má oclusão de classe 000, causada por hipoplasia maxilar, com ou sem hiperplasia mandibular. "

Classificação[5]

Tipo 1 - Osteogénese Imperfeita Tarda

Tipo 2-Osteogénese imperfeita congénita

Tipo 3- Osteogénese Imperfeita com Dentinogénese Imperfeita

Tipo 4- Osteogénese imperfeita com esclerótica normal

Tipo 1- Osteogénese Imperfeita Tarda

A forma mais comum e mais ligeira, herdada como uma caraterística autossómica dominante. Os doentes afectados têm uma fragilidade óssea ligeira a moderadamente grave. As fracturas estão presentes à nascença em cerca de 10% dos casos. A maioria das fracturas ocorre durante os anos pré-escolares e são menos comuns após a puberdade. A perda de audição ocorre normalmente antes dos 30 anos e os doentes mais velhos apresentam défices auditivos. As articulações hipermóveis e os hematomas fáceis devido à fragilidade capilar não são raros. Alguns doentes afectados apresentam dentina opalescente. As escleras são nitidamente azuis em todas as idades e ajudam na classificação.[5]

Tipo 2 - Osteogénese imperfeita congénita

Forma mais grave de OI que apresenta uma fragilidade óssea extrema e fracturas frequentes, que podem ocorrer durante o parto. Ocorrem tanto padrões autossómicos recessivos como dominantes e muitos casos parecem ser esporádicos. Muitos doentes nascem mortos e 90% morrem antes das semanas de idade.[5]

Tipo 3-Osteogénese Imperfeita com Dentinogénese Imperfeita

A forma mais grave é observada em indivíduos após o período perinatal e demonstra fragilidade óssea moderadamente grave a grave. São observados padrões hereditários autossómicos e recessivos. As escleróticas são normais ou azul-claras ou cinzentas à nascença; se houver descoloração, esta desaparece à medida que a criança cresce. A laxidez ligamentar e a perda de audição são comuns. Podem estar presentes fracturas à nascença, mas a mortalidade na infância é baixa. Embora um terço sobreviva até à idade adulta, a maioria dos indivíduos afectados morre durante a infância, normalmente devido a complicações cardiopulmonares causadas pela cifoescoliose. Alguns doentes podem apresentar dentina opalescente.[5]

Tipo 4-Osteogénese Imperfeita com esclerótica normal

Esta variante parece ser herdada como um traço autossómico dominante com fragilidade óssea ligeira a moderadamente grave. A esclerótica pode ser azul-pálida na primeira infância, mas a cor desvanece-se mais tarde na vida. As fracturas estão presentes à nascença em cerca de 50% dos casos nestes doentes. Alguns indivíduos nunca apresentam fracturas ósseas. Alguns indivíduos podem ter dentina opalescente.[5]

Manifestação oral

Extrema fragilidade e porosidade dos ossos, com possibilidade de fratura. Alguns indivíduos afectados apresentam também esclerótica azulada, dentes alterados, hipoacusia, deformações dos ossos longos e da coluna vertebral e hiperextensibilidade articular. Muitos doentes têm também tendência para hemorragias capilares.

Caraterísticas radiográficas

As caraterísticas radiográficas incluem osteopenia, curvatura, angulação ou deformidade dos ossos longos, fracturas múltiplas e ossos wormianos no crânio. Pode observar-se obliteração prematura da polpa e, em casos raros, dentes em concha.[6]

Tratamento

O objetivo principal deve ser a melhoria sintomática. São recomendados exercícios como caminhar, nadar e terapia aquática, para fortalecer os ossos e os músculos. Os doentes devem ser aconselhados a abster-se de fumar, consumir álcool, consumir cafeína em excesso e utilizar esteróides, uma vez que estes podem acelerar a taxa de depleção óssea.[7] Os bifosfonatos intravenosos (IV) ou orais podem proporcionar benefícios clínicos, incluindo diminuição da dor, redução do risco de fratura e melhoria da mobilidade. O palmidronato pode ser administrado por via intravenosa numa dose de 7,5mg/kg/ano com intervalos de 4-6 meses.

Em pacientes com atrição extensa, a dimensão vertical foi reconstruída através da colocação de peças fundidas de metal não precioso com agentes de cimentação adesivos em dentes que não receberam qualquer preparação e que não estão sujeitos a um stress oclusal significativo.

B) OSTEOPETROSE

Sinónimo[4]

DOENÇA DE ALBERS-SCHONBERG

DOENÇA DO OSSO DE MÁRMORE

OSTEOSCLEROSE FRAGILIS GENERALISATA

A osteopetrose é uma doença do osso que resulta de um defeito na diferenciação e na função dos osteoclastos. A osteopetrose é causada pela falta de osteoclastos que funcionam normalmente, resultando numa formação anormal do esqueleto primário e num aumento generalizado da massa óssea. A falha da remodelação óssea normal resulta em ossos densos e frágeis que são susceptíveis a fracturas e infecções. A obliteração da medula óssea afecta a hematopoiese e comprime os nervos cranianos.[12]

História

O nome deriva das palavras gregas para osso, osteo, e para pedra, petros. A doença é também conhecida como doença de Albers-Schonberg, em homenagem ao radiologista alemão Heinrich Albers Schonberg, que publicou uma descrição da forma adulta e benigna de osteopetrose em 1904.[7]

Fisiopatologia

O gene da osteopetrose do adulto foi mapeado no cromossoma 1p21 por Van Hul W em 1997. As mutações descobertas até agora causam defeitos em elementos-chave necessários para a função dos osteoclastos, incluindo a bomba de protões H-ATPase, o canal de cloreto e a anidrase carbónica II. Estas proteínas são necessárias para a acidificação das lacunas de reabsorção, a regulação da carga iónica através da membrana celular dos osteoclastos e a subsequente reabsorção da matriz óssea.[5]

Foram detectadas mutações no gene ATP61 (TCIRG1) que codifica uma bomba vacuolar V-ATPase de subunidade a3 específica dos osteoclastos. Esta proteína é responsável pela criação de um microambiente ácido por baixo da lacuna de reabsorção dos osteoclastos, necessária para a solubilização dos cristais de hidroxiapatite do osso.[11]

Recentemente, descobriu-se que mutações no canal de cloreto CIC7 (CLen?) causam osteopetrose autossómica recessiva.[10]

Whyte MP, em 1999, descreveu algumas razões prováveis para a falha funcional dos osteoclastos, tais como anomalias na célula estaminal osteoclástica ou no seu microambiente, nas células precursoras dos osteoblastos ou no heterocarião maduro ou na matriz óssea.

Outros factores que podem predispor a uma reabsorção óssea alterada e que podem influenciar a atividade osteoclástica incluem a síntese de hormona paratiroide anormal e a produção defeituosa de interleucina-2 (IL-2).[7]

Classificação[12]

Osteopetrose congénita

Osteopetrose tardia

Osteopetrose congénita

A osteopetrose autossómica recessiva (ARO) é uma doença óssea esclerosante causada pela incapacidade dos osteoclastos para reabsorver o osso imaturo.

Osteopetrose maligna: A osteopetrose infantil descoberta à nascença ou na primeira infância tem normalmente uma doença grave designada por osteopetrose maligna. A incidência é de 1:200.000 a 1:300.000

Osteopetrose intermédia: As variantes menos graves são designadas por osteopetrose intermédia.[5]

Osteopetrose transitória: A doença que revela um padrão de esclerose difusa e" insuficiência da medula óssea associada que se resolve sem terapia específica é denominada osteopetrose transitória.[5]

Caraterísticas clínicas

Os sinais iniciais são frequentemente anemia normocítica com hepatoesplenomegalia resultante de hematopoiese extra-medular compensatória. A suscetibilidade aumentada à infeção é comum como resultado da granulocitopenia.[5]

A fratura é a manifestação clínica mais prevalente.

A deformidade facial desenvolve-se em muitas crianças, manifestando-se como face larga, hipertelorismo, nariz arrebitado (entupimento nasal secundário ao estreitamento das passagens nasais) e bossas frontais.[5]

A erupção dentária é atrasada. A osteomielite dos maxilares é uma complicação comum da extração dentária.[5]

A falha na reabsorção e na remodelação dos ossos do crânio produz um estreitamento dos forames cranianos que pressionam os vários nervos cranianos e resulta em atrofia do nervo ótico e cegueira, surdez e paralisia facial.[5]

Osteopetrose Tarda

A osteopetrose autossómica dominante é uma doença óssea esclerosante causada por mutações heterozigóticas no gene do canal de cloreto 7 (CICN7). É descoberta mais tarde na vida e apresenta manifestações menos graves designadas por **Osteopetrose Benigna**.[9]

Caraterísticas clínicas

A fratura é a manifestação clínica mais prevalente da osteopetrose autossómica dominante. Foi relatada osteosclerose grave e evidência de fracturas femorais bilaterais anteriores com deformidades ósseas associadas e perda do espaço articular. Muitos dos indivíduos afectados com fracturas graves também relataram dor e incapacidade a longo prazo.[9]

Pode observar-se um estreitamento grave do canal ótico bilateral.[9]

Relato de pancitopenia associada a hepatoesplenomegalia maciça secundária a hematopoiese extra-medular.[9]

Outras caraterísticas incluem congestão nasal secundária ao estreitamento das passagens nasais, bossas frontais, espondilólise, pectus carinatum e doença avascular

necrose.[9] [9]

Observa-se palato estreito e apinhamento dentário. Quando a mandíbula está envolvida, observa-se fratura e osteomielite após extração dentária.[9]

Manifestação oral

A osteopetrose é um grupo de doenças ósseas esqueléticas hereditárias caracterizadas por um aumento da densidade óssea devido a uma atividade defeituosa dos osteoclastos. A esclerose difusa do crânio leva a uma saliência frontal e a compressão dos nervos cranianos resulta em surdez, cegueira e fraqueza do nervo facial. A hematopoiese extra-medular leva a hepatoesplenomegalia.1,4 As fracturas frequentes, a anemia e a granulocitopenia aumentam a suscetibilidade a infecções e osteomielite. A retenção múltipla de dentes e os abcessos periapicais, bem como a osteomielite pós-extração são achados comuns.

Caraterísticas radiográficas

Na apresentação radiográfica clássica da osteopetrose, todos os ossos apresentam uma radiopacidade homogénea e difusa, bilateralmente simétrica, em todo o esqueleto. O aspeto interno do osso afetado pode ser tão denso ou radiopaco que os padrões trabeculares da cavidade medular podem não ser visíveis. Os ossos longos têm um aspeto de taco ou de osso com osso (endobone).[12]

Os efeitos nos dentes podem incluir crupação retardada, perda precoce de dentes, falta de dentes, raízes e coroas malformadas, dentes pouco calcificados e propensos a cáries. A lâmina dura e os bordos corticais parecem mais espessos do que o normal.[12]

Gestão

Se não for tratada, a osteopetrose infantil resulta normalmente em morte nos primeiros anos de vida devido à falência da medula óssea. A única cura para as crianças com osteopetrose grave é o transplante alogénico de células estaminais hematopoiéticas.[8]

Key et al comunicaram resultados muito encorajadores com o interferão gama lb humano recombinante (1,5p/kg, três vezes por semana). O interferão gama 1b, frequentemente em combinação com calcitriol, demonstrou reduzir a massa óssea, diminuir a prevalência de infecções e diminuir a frequência da compressão nervosa.[8]

Outras vias terapêuticas incluem a administração de corticosteróides (para aumentar os glóbulos vermelhos e as plaquetas circulantes), paratormona, fator estimulador de colónias de macrófagos e eritropoietina.[7]

Askmyr MK et al, em 2008, propuseram a possibilidade de uma terapia de substituição genética.[7] Em caso de osteomielite, é necessária uma drenagem adequada, desbridamento cirúrgico, cultura bacteriana com sensibilidade, terapia antibiótica adequada e reconstrução. A infeção requer uma terapia antibiótica prolongada, sendo as fluoroquinolonas e a lincomicina frequentemente eficazes. O oxigénio hiperbárico é útil na promoção de casos recalcitrantes.[5]

c) ACHONDROPLASIA

Sinónimo

CONDRODISTROFIA FETAL

A acondroplasia é uma perturbação da formação óssea endocondral que resulta numa forma caraterística de nanismo. É uma doença hereditária que se transmite como um traço autossómico dominante. Faz parte de um grupo de doenças chamadas condrodistrofias ou osteocondrodisplasias. Esta doença começa no útero e pode ser diagnosticada antes do parto, mas apresenta uma elevada taxa de mortalidade. Oito por cento dos bebés afectados nascem mortos ou morrem pouco depois do nascimento.[14]

Fisiopatologia

A mutação G380R no domínio TM do FGFR3 causa acondroplasia, uma doença autossómica dominante que afecta a maturação da placa de crescimento da cartilagem dos ossos longos. A base celular subjacente à doença é um defeito na função dos condrócitos durante a formação do osso endocondral. O mecanismo molecular de indução da patologia consiste em dois mecanismos diferentes:

1) Estabilização do dímero FGFR3 mediada por R380

2) Regulação do abrandamento dos receptores mutantes activados

em circunstâncias normais, o FGFR3 tem um efeito regulador negativo na acondroplasia, a forma mutante do recetor é constitutivamente ativa e isto leva a ossos severamente encurtados.[13]

As pessoas com acondroplasia têm uma cópia normal dos genes do recetor 3 do fator de crescimento dos fibroblastos e uma cópia mutante. Duas cópias do gene mutante são invariavelmente fatais antes ou pouco depois do nascimento. Apenas uma cópia do gene tem de estar presente para que a doença ocorra. Por conseguinte, uma pessoa com acondroplasia tem 50% de hipóteses de transmitir o gene à sua descendência, o que significa que haverá 50% de hipóteses de cada criança ter acondroplasia. Uma vez que é fatal ter duas cópias (homozigótico), se duas pessoas com acondroplasia tiverem um filho, há 25% de hipóteses de a criança morrer pouco depois do nascimento, 50% de hipóteses de a criança ter acondroplasia e 25% de hipóteses de a criança ter um fenótipo médio. As pessoas com acondroplasia podem nascer de pais que não têm a doença. Este é o resultado de uma nova mutação.[13]

As novas mutações genéticas que levam à acondroplasia estão associadas ao aumento da idade paterna (mais de 35 anos). Estudos demonstraram que as novas mutações genéticas para a acondroplasia são exclusivamente herdadas do pai e ocorrem durante a espermatogénese; teoriza-se que a oogénese tem algum mecanismo regulador que impede que a mutação ocorra originalmente nas fêmeas (embora as fêmeas ainda sejam facilmente capazes de herdar e transmitir o alelo mutante).[13]

Caraterísticas clínicas

O anão acondroplásico é o tipo mais comum de anão e apresenta uma aparência física caraterística. Inclui uma baixa estatura desproporcionada (geralmente inferior a 1,4 metros) com extremidades musculares curtas e espessas, crânio braquicefálico e pernas arqueadas. Mãos curtas e atarracadas em forma de tridente (maior espaço entre o terceiro e o quarto dedos).[15]

A lordose lombar (coluna inferior curvada) (Shirley e Ain, 2009) com nádegas proeminentes e um abdómen saliente estão frequentemente presentes e muitas articulações apresentam carateristicamente limitação de movimentos. Observa-se estenose da coluna vertebral. Devido a esta situação, o braço não pode ser movido livremente ao lado do corpo e os cotovelos muitas vezes não podem ser esticados.[15]

As caraterísticas craniofaciais desta doença incluem macrocefalia, fronte proeminente, ponte nasal deprimida, hipoplasia maxilar, disfunção do sistema otolaríngeo e estenose do forame magno. Estas caraterísticas podem levar a uma série de complicações, incluindo hidrocefalia, apneia, obstrução das vias aéreas superiores, otite média, sinusite e má oclusão dentária.

Manifestação oral

A respiração bucal devido à obstrução das vias aéreas superiores foi relatada como uma caraterística constante em crianças acondroplásicas.[15] A hipoplasia maxilar e o prognatismo mandibular relativo foram caraterísticas consistentes entre as crianças acondroplásicas. A disparidade resultante no tamanho dos dois maxilares produz má oclusão. O principal problema ortodôntico na acondroplasia é a má oclusão de classe III. Foram registadas ausências congénitas de dentes com perturbações na forma dos dentes presentes.[15]

Outras complicações podem incluir obesidade e diabetes.[15]

A maioria dos indivíduos com acondroplasia tem uma inteligência normal e é capaz de levar uma vida independente e produtiva.[15]

Caraterísticas radiográficas

Uma radiografia lateral do crânio mostra hipoplasia da face média, calvária aumentada, proeminência frontal e encurtamento da base do crânio. O tamanho do forame magno está diminuído.[12]

Os ossos longos são mais curtos do que o normal, e há espessamento ou ligeiro baqueteamento das extremidades. As epífises geralmente parecem normais, mas podem fechar-se cedo ou tarde". 12

Gestão

Atualmente, não existe nenhum tratamento conhecido para a acondroplasia, apesar de ter sido encontrada a causa da mutação no recetor do fator de crescimento.[15]

Embora utilizada por pessoas sem acondroplasia para ajudar no crescimento, a hormona de crescimento humana não ajuda as pessoas com acondroplasia. No entanto, se desejado, a controversa cirurgia de alongamento dos membros irá alongar as pernas e os braços de alguém com acondroplasia. Normalmente, os melhores resultados aparecem no primeiro e no segundo ano de terapia. Após o segundo ano de terapia com GH, o crescimento ósseo benéfico diminui. Por isso, a terapia com GH não é um tratamento satisfatório a longo prazo.[15]

A avaliação ortodôntica precoce deve ser considerada em crianças acondroplásicas para tentar a possibilidade de ortodontia interceptiva. A Academia Americana de Pediatria recomenda a revisão dos problemas ortodônticos na acondroplasia após os 5 anos de idade. A literatura relata o sucesso do tratamento ortodôntico em crianças acondroplásicas com ou sem cirurgia ortognática.[15]

D) CHERUBISM

Sinónimo[4]

DISPLASIA FIBROSA FAMILIAR DOS MAXILARES

DISPLASIA FIBROSA JUVENIL DISSEMINADA

DOENÇA CÍSTICA MULTILOCULAR FAMILIAR DOS MAXILARES

INCHAÇO FIBROSO FAMILIAR DOS MAXILARES

DISPLASIA FIBROSA HEREDITÁRIA DOS MAXILARES

O querubismo é uma doença rara do desenvolvimento da mandíbula que é geralmente herdada como uma caraterística autossómica dominante com elevada penetrância mas expressividade variável.[16]

História

O primeiro relato da doença foi o de Jones em 1933, que também originou o termo descritivo "querubismo" para indicar a aparência clínica invulgar e a deformidade facial dos doentes com esta doença. A aparência facial é semelhante à dos anjinhos rechonchudos (querubins) retratados em pinturas renascentistas.[5]

Fisiopatologia

Mutações no gene SH3BP2 cherubismo, que é caracterizado por inflamação e baixas ósseas na jf. A Sh3bp2 é uma proteína de andaimes multidomínios com um domínio de homologia de pleckstrin (PH), um domínio rico em prolina (Pro) e um domínio de homologia 2 de Sre (SH2). A maioria das mutações de querubismo conhecidas (cM) situa-se numa região de alongamento entre os domínios Pro e SH2. A jusante da estimulação pelas citocinas M-CSF e RANKI, o mutante Sh3bp2 P416R (Sh3bp2) regula a formação de um complexo que contém uma quinase da família Src (SFK), Syk, PLC/2 e Vav A produção de TNF pelos precursores de osteoclastos é elevada em resposta ao M-cSF através da ativação da via de sinalização ERK. O Sh3bp2 também leva a um aumento da osteoclastogénese através da regulação do gene dependente de cálcio NFATcl a jusante do RANKL e dos receptores co-estimuladores Dap12 e FcRy que contêm ITAMs (motivos de ativação baseados em tirosina de imunorreceptores). A combinação de M-CSF, RANKL e TNF promove a diferenciação dos precursores de osteoclastos e aumenta a atividade de reabsorção óssea dos osteoclastos maduros.[18]

Caraterísticas clínicas

O querubismo é uma doença rara das crianças caracterizada por tumefacções mandibulares (e muitas vezes maxilares correspondentes) bilaterais e indolores que causam plenitude das bochechas, massas intra-alveolares protuberantes firmes e dentes ausentes ou deslocados.[16]

A linfadenopatia submaxilar é uma caraterística precoce, bastante constante, que tende a diminuir após os 5 anos de idade e, normalmente, regride aos 12 anos.[16]

O envolvimento dos maxilares pode frequentemente produzir uma viragem ligeiramente para cima dos olhos da criança, revelando uma quantidade anormal de esclerótica por baixo deles. É o olhar virado para cima, "olhando para o céu".[16]

A aparência clínica pode variar desde tumefacções posteriores pouco perceptíveis de um único maxilar até uma expansão grotesca anterior e posterior acentuada de ambos os maxilares com dificuldades concomitantes na mastigação, fala, deglutição e respiração. A atividade da doença diminui com o avançar da idade.[16]

Caraterísticas radiográficas

Radiograficamente, caracteriza-se por lesões expansivas radiolúcidas, geralmente multiloculadas, claramente delimitadas por osso cortical e distribuídas bilateralmente nos quadrantes posteriores da mandíbula e/ou maxila. As alterações ósseas geralmente iniciam-se na região do ângulo e ramo ascendente da mandíbula, continuam para o corpo da mandíbula, deslocando o canal mandibular e, em alguns casos, estendendo-se até o processo coronoide. O envolvimento do côndilo é raro. Na maxila, o processo de lesão inicia-se na região da tuberosidade maxilar. Quando o processo se inicia na mandíbula, as lesões maxilares manifestam-se mais tarde. Os dentes encontram-se deslocados e impactados e observa-se reabsorção radicular.[19]

As lesões do querubismo podem ser classificadas de acordo com a sua extensão:

Grau I: Envolvimento bilateral do ramo ascendente da mandíbula;

Grau II: Envolvimento bilateral do ramo ascendente da mandíbula e da tuberosidade maxilar;

Grau III: Envolvimento completo da maxila e da mandíbula, comprometendo os processos coronóides e os côndilos.[19]

Gestão

As opções de tratamento incluem a espera pela estabilização e remissão espontânea da doença, a extração dentária em áreas com alterações fibrosas, a osteoplastia cosmética dos maxilares afectados após regressão da atividade da doença ou, em caso de incapacidade funcional, a curetagem das lesões e o tratamento com calcitonina.[19]

Ainda é incerto se a espera pela regressão da doença, seguida da avaliação da remodelação óssea fisiológica, é a mais eficaz, uma vez que apenas alguns casos de acompanhamento a longo prazo foram relatados e, na maioria dos casos, submetidos a curetagem ou cirurgia de osteoplastia da mandíbula foram indicados precocemente.[19]

A curetagem tem sido sugerida como uma boa abordagem, uma vez que esta intervenção estimula a substituição óssea. O querubismo está associado à odontogénese e as extracções múltiplas resolveriam o caso.[19]

Em casos extremos, em que as funções importantes estão comprometidas, a intervenção cirúrgica deve ser efectuada o mais cedo possível.[19]

O tratamento protético para um querubismo consistiu na preparação de próteses parciais fixas para a maxila e uma prótese sobreposta com coifas para a mandíbula.[19]

E) ANEMIA FALCIFORME

Sinónimo[4]

DOENÇA FALCIFORME

DREPANOCITOSE

Forma hereditária de anemia hemolítica crónica transmitida como caraterística mendeliana dominante, não ligada ao sexo.[4]

História

A anemia falciforme era desconhecida até à explicação das células falciformes, em 1904, pelo cardiologista e professor de medicina de Chicago James B. Herrick (1861-1954), cujo estagiário Emest Edward Irons (1877-1959) encontrou "peculiares células alongadas e em forma de foice no sangue de Walter Clement Noel, um estudante de medicina dentária de 20 anos, de Grenads, depois de Noel ter dado entrada no Hospital Presbiteriano de Chicago, em dezembro de 1904, com anemia.[21]

A doença foi denominada "anemia falciforme" por Vernon Mason em 1922. No entanto, alguns elementos da doença já tinham sido reconhecidos anteriormente: Um artigo publicado no "Southern Journal of Medical pharmacology" em 1846 descrevia a ausência de baço na autópsia de um escravo fugitivo. A literatura médica africana relatou esta doença na década de 1870, quando era conhecida localmente como "ogbanjes" ("crianças que vão e vêm") devido à elevada taxa de mortalidade infantil causada por esta doença.

Linus Pauling e seus colegas foram os primeiros, em 1949, a demonstrar que a doença falciforme ocorre em resultado de uma anomalia na molécula de hemoglobina. Esta foi a primeira vez que uma doença genética foi associada a uma mutação de uma proteína específica, um marco na história da biologia molecular, e foi publicada no seu artigo "Sickle Cell Anaemia.[21]

Inicialmente, pensava-se que a origem da mutação que levou ao gene das células falciformes se encontrava na península arábica, espalhando-se para a Ásia e África. Sabe-se agora, a partir da avaliação das estruturas cromossómicas, que houve pelo menos quatro eventos mutacionais independentes, três em África e um quarto na Arábia Saudita ou na Índia central.

Fisiopatologia

Nesta hemoglobinopatia, existe uma anomalia na cadeia beta da hemoglobina em que a valina é substituída pelo resíduo normal de ácido glutâmico na posição 6. Esta alteração bioquímica relativamente pequena resulta em caraterísticas físicas profundamente indesejáveis na hemoglobina. Na presença de uma tensão reduzida de oxigénio no sangue ou de um aumento do pH sanguíneo, a hemoglobina forma um cristal em forma de foice (um tactoide) no eritrócito. Esta falcização do eritrócito leva à estase e hemólise dos glóbulos vermelhos, especialmente na circulação capilar final. A estase resulta então numa tensão de oxigénio ainda mais baixa, num aumento do pH e em mais falcização.[22]

Tipos

A doença é hereditária (não ligada ao sexo) e pode manifestar-se sob a forma de traço falciforme ou de anemia falciforme.[16]

Caraterísticas clínicas

Todas as manifestações da SCD podem ser explicadas por três factores principais: vasooclusão subjacente, anemia hemolítica e propensão para infecções.[20]

A vaso-oclusão, que pode ocorrer em qualquer parte do corpo (mas mais frequentemente nos ossos), é causada pelo bloqueio dos vasos sanguíneos por glóbulos vermelhos falciformes. A vaso-oclusão ocorre inicialmente nos ossos longos, mas à medida que a adolescência se aproxima a dor tende a deslocar-se para o centro, para a coluna vertebral, a pélvis, o tórax e o abdómen. A dor pode ser excruciante e a febre e a taquicardia associadas são comuns. A isquemia subsequente e, mais tarde, a necrose provocam dor intensa e perturbações sistémicas conhecidas como a dor dos 20
crise.[20]

A maioria dos doentes com SCD apresenta iterícia clínica não só na crise, mas também no estado estacionário, em resultado da anemia hemolítica crónica. Os cálculos biliares pigmentares são, portanto, comuns e podem precipitar crises vaso-oclusivas abdominais graves. Os doentes com AF têm corações grandes e, frequentemente, sopros funcionais ruidosos devido à sua anemia.[20]

A sequestração esplénica aguda ocorre frequentemente associada a uma infeção; o baço da criança aumenta subitamente de volume devido ao aprisionamento dos glóbulos vermelhos, o que resulta numa queda rápida da hemoglobina, colapso, choque e morte. O sequestro esplénico ocorre normalmente em crianças pequenas. Nas crianças mais velhas, o baço torna-se atrófico devido a episódios repetidos de falcização, podendo ocorrer sequestro no fígado, o que resulta em dores abdominais graves, aumento rápido do fígado e diminuição da concentração de hemoglobina. A sequestração também ocorre nos pulmões, a "síndrome do peito", uma doença aguda com consolidação pneumónica. O doente tem falta de ar e dores no peito e nas costas: A consolidação desenvolve-se rapidamente nas bases, subindo para as zonas médias dos pulmões e é frequentemente bilateral. A síndrome de sequestro mais grave dos adultos e com maior mortalidade. a síndrome da cintura", envolve simultaneamente os pulmões, o fígado e a circulação mesentérica. O doente está muito doente, com falta de ar, dores fortes, sinais torácicos bilaterais e um abdómen silencioso, distendido, mas frequentemente mole, e um fígado aumentado.[20]

A crise aplástica ocorre devido a uma infeção, mais frequentemente pelo parvovírus. Em crianças saudáveis, o parvovírus pode causar uma erupção cutânea exantemática com uma doença febril ligeira, ao passo que em crianças com uma anemia hemolítica crónica, como a SCD, provoca a paragem da eritropoiese com uma queda súbita da hemoglobina para valores tão baixos como 1-2 g/dl.[20]

Os doentes com SCD têm hipostenúria desde uma idade precoce. Este defeito de concentração renal leva a uma desidratação rápida e grave na presença de pirexia ou vómitos. A consequente redução do volume plasmático aumenta a tendência para a falcização e agrava ainda mais a crise.[20]

Manifestação oral

A necrose asséptica das ancas e dos ombros ocorre em mais de 10% dos doentes e chega mesmo a ocorrer na primeira infância. Cerca de 7% das crianças com SCA desenvolvem uma hemiplegia aguda.[20]

Até 50% dos homens com SCD podem desenvolver ataques múltiplos de erecções dolorosas (priapismo gaguejante) ou um ataque grave. Muitos homens com SS têm uma baixa contagem de espermatozóides e são subférteis. As mulheres com DF têm uma fertilidade normal, mas a gravidez está associada a um aumento da frequência das crises dolorosas e da síndrome torácica e a uma progressão mais rápida da retinopatia e da necrose asséptica óssea. Há uma elevada incidência de abortos espontâneos e de nados-mortos, sendo muitos dos bebés pequenos para a data.[20]

Observa-se esplenomegalia, retinopatia proliferativa, problemas renais, como infecções do trato urinário, necrose papilar (geralmente com hematúria), síndrome nefrótica e insuficiência renal crónica.[20]

Para além da iterícia e da palidez da mucosa oral, os doentes apresentam frequentemente um atraso na erupção e hipoplasia da dentição secundária a um subdesenvolvimento. Os doentes com anemia falciforme, provavelmente devido à hipovascularização da medula óssea secundária a trombose, são particularmente propensos a desenvolver osteomielite. Observa-se osteoporose e perda de osso alveolar.[16]

Caraterísticas histopatológicas

O esfregaço periférico mostra hemácias atípicas em forma de foice ou em bumerangue e diminuição do nível de hemoglobina (5-12gm/dl). A contagem de hemácias pode chegar a 10 lakh cells/cumm ou menos. O estudo de Hay sobre as caraterísticas nucleares das células da mucosa bucal na AF mostrou que, nas pessoas com deficiência de folato, havia um número maior de células com núcleos aumentados.[21]

Caraterísticas radiográficas

Devido ao aumento crónico da atividade eritropoiética e à hiperplasia da medula óssea (uma tentativa de compensar a hemólise), observa-se um aumento do número de trabéculas nas radiografias dentárias. Esta alteração é notada especialmente no osso alveolar entre as raízes dos dentes, onde as trabéculas podem aparecer como filas horizontais, criando um efeito de escada. Em contraste, a lâmina dura parece densa e distinta.[12]

Nas radiografias do crânio, a diploe está espessada e as trabéculas são claras e tendem a correr perpendicularmente às mesas interna e externa, dando uma aparência radiográfica de "cabelos em pé". Os dentes não apresentam mobilidade excessiva. As áreas de esclerose ou de aumento da radiopacidade representam áreas de trombose com subsequente enfarte ósseo.[12]

Gestão

No caso da septicemia pneumocócica e do sequestro esplénico agudo, grande parte da morbilidade e da mortalidade é evitada pela profilaxia com penicilina oral. Este facto constitui um argumento convincente para o diagnóstico de SCD à nascença; a profilaxia com penicilina deve ser iniciada logo que o diagnóstico seja confirmado (6 semanas de idade).[20]

Atualmente, o tratamento da crise dolorosa consiste apenas no alívio sintomático da dor, hidratação e antibióticos profiláticos. O alívio adequado da dor é essencial e se a dor não responder à analgesia simples (paracetamol, codeína), o doente deve ser encaminhado para o hospital para um controlo adequado.[20]

A importância da hidratação não pode ser subestimada, uma vez que os doentes com SCD têm hipostenúria desde uma idade precoce. Este defeito de concentração renal leva a uma desidratação rápida e grave na presença de pirexia ou vómitos.[20]

A consequente redução do volume plasmático aumenta a tendência para a falcização e agrava ainda mais a crise. As crianças e os adultos que não consigam beber pelo menos 60 ml de líquidos por kg de peso corporal em 24 horas devem ser encaminhados para o hospital para administração de líquidos por via intravenosa. São administrados antibióticos para evitar uma infeção secundária dos tecidos isquémicos no doente já imunocomprometido.[20]

A síndrome da cintura é uma emergência médica e qualquer doente com suspeita de sequestro visceral deve ser enviado para o hospital sem demora. Muitos só responderão a uma transfusão de troca rápida, que é indicada quando há uma queda súbita da concentração de hemoglobina para menos de 5 g/dl, a Po2 arterial no ar desce para menos de 60 mmHg ou os ruídos intestinais permanecem ausentes durante mais de 3 dias num doente em deterioração clínica.[20]

Quando a dor e a limitação de movimentos se tornam graves, é necessária uma substituição da articulação. O doente deve receber uma transfusão de sangue no pré e no pós-operatório para permitir uma óptima cicatrização óssea.[20]

O priapismo gaguejante pode anunciar um ataque grave e é provavelmente aconselhável iniciar estes doentes com ciproterona, inicialmente numa dose baixa (50 mg duas vezes por dia). Um doente com um ataque grave deve ser imediatamente enviado para o hospital, uma vez que a transfusão de sangue é muitas vezes bem sucedida na resolução do ataque se for administrada nas 24 horas seguintes ao seu início. Após 24 horas, a intervenção cirúrgica é normalmente inevitável.[20]

A maioria dos procedimentos cirúrgicos pode ser realizada sem transfusão de troca, desde que o doente receba fluidos (3,5 litros/m2 de superfície corporal/24 horas, por via intravenosa) a partir do momento em que a ingestão oral é interrompida, oxigenação cuidadosa durante toda a operação e recuperação, antibióticos profilácticos, fisioterapia torácica vigorosa e heparina subcutânea (5000 UI duas vezes por dia) se a contagem de plaquetas for superior a 400 x 109/1 e se o doente tiver de ficar imóvel durante mais de 24 horas, como após colecistectomia ou substituição da anca. Existem, no entanto, alguns procedimentos que não são seguros sem uma transfusão de troca: cirurgia para descolamento da retina, substituição da articulação da anca ou do ombro, todos os procedimentos neurocirúrgicos e cirurgia abdominal ou torácica de grande porte. [20]

Os doentes com SS têm geralmente uma hemoglobina de 6-10 g/dl no estado estacionário, que normalmente desce 1 g/dl ou mais durante a crise. A transfusão de sangue simples é utilizada apenas em situações de emergência, se houver uma queda súbita da hemoglobina, como na crise aplástica, na crise de sequestro ou na hemorragia aguda. Em todas as outras situações, o doente deve ser simultaneamente submetido a uma venectomia e a uma transfusão de sangue ("transfusão de troca"). Isto é feito para minimizar o risco de lama e vaso-oclusão associado ao aumento da viscosidade do sangue e causado pela administração de sangue de dador com elevado volume de células.

F) TALASSEMIA

Sinónimo

ANEMIA DE COOLEY

DOENÇA MEDITERRÂNICA ANEMIA ERITROBLÁSTICA

As talassemias são um grupo diversificado de doenças hereditárias em que existe uma taxa reduzida de síntese de uma ou mais cadeias polipeptídicas de globina. São anomalias quantitativas da síntese da cadeia polipeptídica da globina. 24

História

A talassemia foi descrita pela primeira vez em pessoas dos países mediterrânicos (Norte de África e Sul da Europa), de onde deriva o seu nome "anemia mediterrânica". A palavra "thalassa" em grego significa "mar", uma vez que a doença era comum nas regiões em redor da bacia do Mediterrâneo.

Classificação

Normalmente, um indivíduo herda dois genes da globina B, localizados em cada um dos dois cromossomas 11, e dois genes da globina A, localizados um em cada um dos dois cromossomas 16, de cada um dos purentes, ou seja, a hemoglobina normal do adulto (HbA) é uma$_2$ ∏2 [21]

Dependendo do facto de o defeito genético ou a deleção se situar na transmissão ou nos genes da cadeia de globina, as talassemias são classificadas em - e isto.[21]

Assim, os doentes com talassemia têm cadeias de a-giina estruturalmente normais, mas a sua produção está diminuída, e os doentes com talassemia têm cadeias de & globina estruturalmente normais, mas a sua produção está diminuída

Cada um dos dois principais tipos de talassemias pode ocorrer em heterozigotia (designada por talassemia minor ou traço) ou em homozigotia (designada por talassemia major A e B). A primeira é assintomática, enquanto a segunda é uma anemia hemolítica congénita grave. 21

Manifestações orais

Podem ser observadas más oclusões como protrusão bimaxilar, espaçamento dos dentes, mordida aberta marcada. As anomalias faciais incluem ossos malares proeminentes e nariz em sela.

A pneumatização dos seios maxilares é atrasada. Como resultado destas alterações esqueléticas, o lábio superior é retraído, dando à criança uma "cara de esquilo".

Caraterísticas radiográficas

As caraterísticas radiográficas resultam da hiperplasia da medula óssea ineficaz e da sua subsequente incapacidade de produzir células sanguíneas normais. 12

Há radiolucência generalizada dos ossos longos com adelgaçamento da cortical. No crânio, o espaço diploico apresenta um espessamento acentuado, especialmente na região frontal. O crânio apresenta um aspeto granuloso generalizado e, ocasionalmente, pode desenvolver-se um efeito de cabelo em ponta. 12

A hiperplasia grave da medula óssea impede a pneumatização dos seios paranasais, especialmente do seio maxilar, e provoca uma expansão da maxila que resulta em má oclusão. A mandíbula apresenta-se radiolúcida com afinamento dos bordos corticais e aumento dos espaços medulares. As trabéculas são grandes e grosseiras. A lâmina dura é fina e as raízes dos dentes podem ser curtas.

Gestão

As pessoas com traços de talassemia não necessitam de cuidados médicos ou de acompanhamento após o diagnóstico inicial.[' 6] As pessoas com traço de β-talassemia devem ser avisadas de que a sua doença pode ser incorretamente diagnosticada como a anemia por deficiência de ferro, mais comum.

α TALASSEMIA

Fisiopatologia

As α-talassemias são doenças em que há uma síntese defeituosa das cadeias de a-globina, resultando numa produção deprimida de hemoglobinas que contêm cadeias a, ou seja, HbA, HbA e HbF. As α-talassemias são mais frequentemente devidas à deleção de um ou mais genes da cadeia a localizados no braço curto do cromossoma 16. Uma vez que existe um par de genes da cadeia a, as manifestações clínicas da α-talassemia dependem do número de genes deletados.[23]

Classificação[22]

Tipo 1: deleção de quatro genes a: Hb Bart's hydrops foetalis

Tipo 2: Deleção de três genes a: doença HbH

Tipo 3: deleção de dois genes a: α - traço de talassemia

Tipo 4: deleção de um gene a: α - traço de talassemia (portador)

Tipo 1: deleção de quatro genes a: Hb Bart's hydrops foctalis

Quando há deleção de todos os quatro genes da cadeia a (estado homozigótico), resulta na supressão total da síntese de a-globina, produzindo a forma mais grave de α-talassemia chamada Hb Bart's hydrops foetalis. A Hb Bart's é um tetrâmero da cadeia de gamaglobina (Y4) que tem uma elevada afinidade pelo oxigénio, levando a uma hipoxia tecidular grave. 4[1]

Caraterísticas clínicas

A hidropisia fetal de Hb Bart é incompatível com a vida devido a uma hipoxia tecidular grave. A doença é fatal no útero ou o bebé morre pouco depois do nascimento. Se nascer com vida, estão presentes as caraterísticas da doença hemolítica Rh grave.[24]

Caraterísticas histopatológicas

Anemia grave (Hb inferior a 6g/dl). A análise do sangue revela uma anisopoiquilocitose marcada, hipocromia, microcitose, policromasia, numerosos normoblastos e células-alvo pontilhados de basófilos A contagem de reticulócitos é elevada.[21]

O nível de bilirrubina sérica está elevado.[21]

A eletroforese da hemoglobina mostra 80-90% de Hb-Bart's e uma pequena quantidade de Hb-H e Hb-Portland, mas nenhuma HbA, HbA2 ou HbF.[21]

Tipo 2: deleção de três genes a: Doença HbH

A deleção de três genes da cadeia a produz HbH, que é um tetrâmero de cadeia B-globina (β4) e síntese de cadeia a marcadamente prejudicada. A HbH precipita-se como corpos de Heinz nos glóbulos vermelhos afectados. Uma variante alongada da cadeia a da doença HbH é designada por Hb Constant Spring.[24]

Caraterísticas clínicas

A doença HbH apresenta-se geralmente como uma anemia hemolítica bem compensada. A maioria dos doentes tem esplenomegalia e pode desenvolver colelitíase."

Caraterísticas histopatológicas

Anemia moderada (Hb 8-9g/dl) A análise do sangue revela microcitose grave, hipocromia, pontilhado basófilo, células-alvo e normoblastos. Pode ser demonstrada reticulocitose ligeira, inclusões de HbH como corpos de Heinz em glóbulos vermelhos maduros com coloração brilhante de azul de cresilo.[21]

A eletroforese da hemoglobina mostra 2-4% de HbH e o restante é constituído por HbA, HbA2 e HbF.[21]

Tipo 3: deleção de dois genes a: traço de α-talassemia

Ocorre devido à deleção de dois dos quatro genes da cadeia a na forma homozigótica, denominada α-talassemia homozigótica, ou na forma heterozigótica dupla, denominada talassacmia heterozigótica.[24]

Caraterísticas clínicas

O traço de α-talassémia devido à deleção do gene de duas cadeias é assintomático. Suspeita-se que seja num doente com anemia hipocrómica microcítica refractária em que a deficiência de ferro e a β-talassemia tenham sido excluídas e o doente pertença a uma etnia de alto risco grupo.[22][22]

Caraterísticas histopatológicas

O nível de hemoglobina é normal ou ligeiramente reduzido. A película de sangue mostra uma morfologia microcítica e hipocrómica dos glóbulos vermelhos, mas não há indícios de hemólise ou anemia. O VCM, o HCM e o CHCM podem estar ligeiramente reduzidos.[21]

A eletroforese da hemoglobina revela uma pequena quantidade de Hb-Bart no período neonatal (12% na a-talassacmia 2 e 5-6% na α-talassémia 1) que desaparece gradualmente na idade adulta. A HbA_2 está normal ou ligeiramente diminuída.[21]

Tipo 4: deleção de um gene a: α - traço de talassemia (portador)

Ocorre por deleção de um único gene da cadeia a, causando um traço heterozigótico de α-talassemia chamado α-talassemia heterozigótica [24]

βTHALASSAEMIA

Fisiopatologia

As β-talassemias são causadas por uma diminuição da taxa de síntese da cadeia β, resultando numa formação reduzida de HbA nos glóbulos vermelhos. As deleções genéticas raramente causam β α - A talassemia nd só é observada numa entidade chamada persistência hereditária de hemoglobina fetal (HPFH).[23]

As talassacmias B resultam de diferentes tipos de mutações no gene da B-globina, resultantes de alterações numa única base. O símbolo Bo é utilizado para indicar a ausência total de síntese, sendo β* a síntese parcial das cadeias de β-globina.[23]

Algumas das mutações importantes com efeitos na síntese da cadeia de globina B são as seguintes[24]

- Defeito de transcrição: mutação que afecta a sequência promotora da transcrição, causando uma síntese reduzida da cadeia de β-globina. Por conseguinte, o resultado é uma síntese parcialmente reservada, ou seja, β^+ talassemia.[24]
- Defeito de tradução: mutação na sequência codificadora que provoca a interrupção do códão de paragem (terminação da cadeia) do ARN mensageiro da B-globina. Isto resultaria na ausência de síntese da cadeia de B-globina e, consequentemente, na β^0 talassemia.[24]
- Defeito de splicing do mRNA: as mutações levam a um mRNA defeituoso que é degradado no núcleo. Dependendo do facto de parte do local de emenda permanecer intacto ou ser totalmente degradado, pode resultar em B'talassemia ou β^0 talassemia 24

Classificação[21]

Tipo: β - talassémia major

Tipo 2: β - talassacmia intermédia

Tipo3: β-talassémia minor (traço)

Tipo: β-talassémia major

A β-talassémia major, também designada por doença Mediterrânica ou anemia de Cooley, é a forma mais comum de anemia hemolítica congénita. Mais frequentemente, a β-talassémia major é um estado homozigótico com ausência completa da síntese de cadeias β (β^0 talassémia major) ou apenas são formadas pequenas quantidades de cadeias β (β^+ talassémia major). Isto resulta na formação excessiva de hemoglobinas alternativas, HBF ($\alpha_2{}_2$) e HbA: ($\alpha_2{}_2$).[22]

Caraterísticas clínicas

A anemia começa a aparecer nos primeiros 4-6 meses de vida, quando ocorre a mudança da produção da cadeia y para a cadeia β.[21]

A hepatoesplenomegalia acentuada ocorre devido à destruição excessiva dos glóbulos vermelhos, à hematopoiese extramedular e à sobrecarga de ferro.[21]

A expansão dos ossos ocorre devido a uma hiperplasia eritroide acentuada que conduz a uma fácies talassémica e a uma má oclusão do maxilar. A descoloração dos dentes como a dentina e o esmalte são indicadores da deposição de ferro.[16]

A sobrecarga de ferro causada por transfusões sanguíneas repetidas provoca danos nos órgãos endócrinos, resultando numa taxa de crescimento e desenvolvimento lenta, atraso na puberdade, diabetes mellitus e danos no fígado e no coração.[21]

Caraterísticas histopatológicas

A película de sangue mostra uma morfologia microcítica hipocrómica grave dos glóbulos vermelhos, anisopoiquilocitose marcada, pontilhado basófilo e presença de muitas células-alvo, células em gota e normoblastos.[21]

A reticulocitose está geralmente presente. O VCM, o MCH e o MCHC estão significativamente reduzidos.[21]

A contagem de leucócitos está frequentemente aumentada com algum desvio para a esquerda da série de neutrófilos, com a presença de alguns mielócitos e metamielócitos.[21]

A contagem de plaquetas é geralmente normal, mas pode estar reduzida em doentes com esplenomegalia maciça.[21]

A fragilidade osmótica revela carateristicamente uma maior resistência à hemólise salina, ou seja, uma diminuição da fragilidade osmótica.[21]

A bilirrubina sérica (não conjugada) está geralmente aumentada.[21]

A eletroforese da hemoglobina mostra a presença de quantidades aumentadas de HbF, quantidades aumentadas de HbA2 e ausência quase completa ou presença de quantidades variáveis de HbA. O aumento do nível de HbA não foi encontrado em nenhuma outra anomalia da hemoglobina, exceto na β-talassemia. A síntese aumentada de HbA2 é provavelmente devida a uma atividade aumentada em ambos os loci de 6 cadeias.[21]

O exame do aspirado da medula óssea mostra hiperplasia eritroide normoblástica com predominância de normoblastos intermédios e de destino que são geralmente de tamanho inferior ao normal.[21]

O ferro demonstra grânulos sideróticos no citoplasma dos normoblastos, aumento do ferro reticuloendotelial, mas só ocasionalmente se observam sideroblastos em anel.[21]

Gestão

Transfusões de sangue: quando é feito o diagnóstico de Talassemia major e a Hb do bebé desce progressivamente para 6-7gm%, com atraso de crescimento, estão indicadas transfusões de sangue utilizando filtros de leucócitos. O objetivo é manter a Hb entre 9-11gm%, para que o desenvolvimento e o crescimento do doente se processem de forma normal.[25]

Quelação de ferro: uma vez que os doentes com Talassemia major desenvolvem sobrecarga de ferro que danifica o coração, o fígado e vários órgãos endócrinos, é essencial iniciar a terapia de quelação quando o nível de ferritina S. é >1200µg/L. A desferrioxamina (DFX) tem de ser administrada por infusão subcutânea utilizando uma bomba/infusor com seringa. A deferiprona (1, 2, dimetil-3-hidroxipirid-4-ona) (L1) é um quelante oral, moderadamente bem tolerado. O Deferasirox é um quelante ativo por via oral que constitui uma nova classe de tridentados, com uma dose recomendada de 20-30mg/kg uma vez por dia. A terapia combinada de Desferrioxamina e Deferiprona revelou-se sinérgica em termos de ação e mais eficaz.[25]

Esplenectomia: está indicada em doentes que desenvolvem pancitopenia devido a hiperesplenismo após os 5 anos de idade.[25]

O transplante de medula óssea está indicado nos casos em que existe na família um irmão com HLA compatível. Está a ser realizado um transplante de sangue do cordão umbilical como fonte de células estaminais para transplantes pediátricos.[25]

A reativação da hemoglobina F por 5-azacitidina, hidroxiureia e citarabina é feita porque as cadeias y neutralizam os efeitos nocivos das cadeias a e aumentam a sobrevivência dos precursores eritróides na medula óssea e dos glóbulos vermelhos no sangue.[25]

Tipo 2: β-talassémia intermédia

Trata-se de uma β-talassemia de grau intermédio de gravidade que não necessita de transfusões sanguíneas regulares. Estes casos são geneticamente heterozigóticos (B°/B ou B"/B)[22]

Tipo3: β-talassemia minor (traço)

A β-talassemia minor ou traço de β-talassemia, um estado heterozigótico, é uma entidade comum caracterizada por uma redução moderada da síntese da cadeia β.[21]

Distúrbios Metabólicos

A) RAQUITISMO RENAL

Sinónimo

OSTEODISTROFIA RENAL

A osteodistrofia renal refere-se às alterações esqueléticas resultantes da doença renal crónica e é causada por perturbações no metabolismo do cálcio e do fósforo, por um metabolismo anormal da vitamina D e por um aumento da atividade das paratiróides.[16]

História

Os primeiros relatos de osteodistrofia renal vieram da Europa no final do século XIX.[33]

A condição agora chamada de raquitismo renal foi mencionada pela primeira vez por Lucas (1883). A estreita associação entre o rim e as lesões ósseas foi claramente apontada pela primeira vez por Morley Fletcher (1911) numa comunicação à Secção Infantil da Royal Society of Medicine. Miller (1911), Parsons (1911), Parkes Weber (1912), Naish (1912) e Barber (1913) relataram casos no ano seguinte e, desde então, foi descrito um grande número de casos em Inglaterra, no Canadá, nos Estados Unidos e, recentemente, em França, na Alemanha e na Noruega

Fisiopatologia

Insuficiência renal progressiva e desenvolvimento de osteodistrofia renal

Em condições normais, o processo de remodelação e de substituição está estreitamente associado. Os osteoblastos são responsáveis pela produção de constituintes da matriz óssea, como o colagénio e as substâncias trituradas que se tornam mineralizadas, e os osteoclastos multinucleados, em contacto com superfícies ósseas calcificadas, reabsorvem o osso.[27]

A doença renal em fase terminal (ESRD) pode resultar num turnover, acoplamento e mineralização anormais. À medida que a perda de nefrónios faz com que a taxa de filtração glomerular (TFG) desça abaixo dos 60 ml/minuto, o fosfato é retido, induzindo um aumento da hormona paratiroide (PTH) e um declínio dos níveis de 1,25-dihidroxivitamina D. Tal como descrito em 1969 e denominado "hipótese do compromisso", o aumento da PTH reduz a reabsorção renal de fosfato, de modo que o equilíbrio do fosfato é restaurado. Os níveis de cálcio são mantidos pelo aumento da hormona paratiroide (PTH), tal como a homeostase da

1,25-dihidroxivitamina D, desde que se mantenha uma massa renal adequada. Em 50% dos doentes, a histologia óssea anormal está presente neste nível de função renal.[27]

Com uma maior redução da taxa de filtração glomerular (TFG) para 20-40 ml/minuto, os níveis de 1,25 dihidroxivitamina D descem abaixo do normal e a homeostase do cálcio e do fosfato não pode ser mantida. A resistência esquelética à hormona paratiroide (PTH) também aumenta com o agravamento da uremia e, no período imediatamente anterior à diálise, quase todos os doentes apresentam uma histologia óssea anormal.[27]

Padrões de resposta óssea

Os principais padrões de resposta óssea são a doença óssea de alta rotatividade (predominantemente hiperparatiroidismo), a osteodistrofia mista (hiperparatiroidismo mais mineralização defeituosa) e a doença óssea de baixa rotatividade (adinâmica, induzida por alumínio ou osteomalácia). Estes padrões de histologia óssea são influenciados pela idade do doente e pela doença subjacente, pelo grau e período de insuficiência renal, pelo modo de diálise e pela gestão medicamentosa do hiperparatiroidismo, do cálcio e do fosfato séricos.[27]

Sobreposta à osteodistrofia renal, os doentes podem desenvolver osteoporose, caracterizada por uma baixa massa óssea, deterioração da microarquitectura e um aumento da fragilidade óssea e do risco de fratura.[27]

Os factores que influenciam a densidade mineral óssea (DMO) incluem a idade, o sexo, o estado da menopausa, os medicamentos, a nutrição e o exercício físico. Para as mulheres, desenvolveu-se uma definição prática de osteopenia e osteoporose com base na densidade mineral óssea (DMO). A osteopenia é definida como uma DMO entre 1 e 2,5 DP abaixo da média de uma população jovem normal e a osteoporose é definida como uma DMO>2,5 DP abaixo da média jovem normal, 27

Classificação

Embora a patogénese da ESRD possa ser semelhante em muitos doentes, a resposta do osso varia de uma rotação elevada a uma rotação baixa, com a transformação a ocorrer entre as duas.[27]

A doença óssea hiperparatiroideia é a histologia mais frequentemente detectada antes da diálise, sendo encontrada em 40% das amostras de biopsias ósseas. As caraterísticas do hiperparatiroidismo, como a osteoide tecida (produzida pelos osteoblastos em resposta ao excesso de PTH), aumentam à medida que a TFG se deteriora.[27]

A osteodistrofia mista, a combinação de hiperparatiroidismo e mineralização defeituosa, com ou sem aumento da formação óssea, é encontrada em 30% das amostras de biopsia pré-diálise. Embora o hiperparatiroidismo esteja associado a uma maior perda de DMO no esqueleto apendicular do que na coluna lombar, a arquitetura vertebral é anormal e a prevalência de fracturas vertebrais está aumentada. Para além de influenciar o osso, o hiperparatiroidismo tem sido associado a numerosos outros efeitos tóxicos. Estes incluem disfunção muscular, efeitos inotrópicos cardíacos negativos, disfunção dos leucócitos e das células T, níveis séricos de insulina e triglicéridos em jejum mais elevados e hematopoiese prejudicada.[27]

As doenças ósseas de baixa rotação incluem a osteomalácia, a doença óssea induzida pelo alumínio e a doença óssea adinâmica (ABD).[27]

A osteomalácia como achado isolado é pouco frequente. Geralmente, o defeito de mineralização está relacionado com uma deficiência de 1, 25-dihidroxivitamina D, mas a acidose também é um fator de risco.[27]

A exposição ao alumínio, que influencia a secreção de PTH, o crescimento de cristais na frente de mineralização e a atividade osteoblástica, era anteriormente responsável pela maioria da patologia de baixa rotação.[27]

A doença óssea adinâmica é caracterizada por uma diminuição da formação óssea e da atividade celular sem um aumento da espessura dos osteóides. Está associada à supressão da PTH por exposição ao cálcio (geralmente como ligantes de fosfato e fluido de diálise) e ao calcitriol. A ABD é mais frequente nos idosos e nos doentes em diálise peritoneal ambulatória contínua (CAPD). Foi descrita uma associação com a diabetes e foi colocada a hipótese de que a hiperglicemia e a hipoinsulinemia podem atuar sinergicamente para inibir a libertação de PTH.[27]

Os doentes com osteodistrofia de baixa rotação apresentam taxas elevadas de fratura, controlo do cálcio quebradiço, aumento da calcificação vascular e calcifilaxia

Caraterísticas clínicas

As lesões ósseas são geralmente dos dígitos, da clavícula e da articulação acromioclavicular.[16]

Outras lesões que podem ser observadas são o mosqueado do crânio, a erosão da clavícula distal e das margens da sínfise púbica, fracturas das costelas, necrose da cabeça do fémur, reabsorção da lâmina dura dos maxilares e afrouxamento dos dentes.[16]

Nas crianças, a lesão predominante é a osteomalácia (uma deficiência ou ausência de mineralização osteoide) que está associada a um amolecimento ósseo que leva a deformações das costelas, da bacia e do colo do fémur; é o chamado raquitismo renal.[16]

Caraterísticas histopatológicas

Previsão da histologia óssea a partir de marcadores bioquímicos do turnover ósseo:

Vários factores contribuem para a aparente "dessensibilização do esqueleto à ação da PTH na ESRD. Estes incluem perturbações no metabolismo da vitamina D, hiperfosfatemia, toxinas urémicas, acidose e redução da expressão do recetor PTHI.[27]

Além disso, verificou-se que os ensaios de iPTH medem tanto a PTH biologicamente ativa como os grandes fragmentos C-terminais que se acumulam na ESRD, sendo responsáveis por até metade do aumento da iPTH observado em doentes urémicos. Os objectivos sugeridos para a PTH (baseados em ensaios intactos) tentaram compensar esta resistência esquelética.[27]

Quando a insuficiência renal é ligeira a moderada, os níveis-alvo de iPTH no intervalo superior do normal evitam geralmente o desenvolvimento de ABD. Na insuficiência renal moderada e grave, as alterações adinâmicas podem ser induzidas mais rapidamente e um objetivo adequado de iPTH é duas a quatro vezes o intervalo normal superior (com níveis mais elevados de iPTH possivelmente necessários para uma renovação óssea normal no período imediatamente anterior à diálise).[27]

Foi relatado que os níveis séricos de osteocalcina estão correlacionados com a formação óssea, mas os níveis aumentam com o declínio da função renal, tornando a interpretação difícil.[27]

Os marcadores urinários (como a hidroxilprolina e a desoxipiridinolina) não são fiáveis quando a função renal é instável. Na insuficiência renal crónica pré-diálise, a piridinolina plasmática e o peptídeo de carboxiterminalização do procolagénio tipo I (ICTP) estão correlacionados com os níveis de iPTH. O peptídeo de extensão carboxi-terminal do procolagénio tipo I (PICP) e a fosfatase ácida resistente ao taitrato não foram bem avaliados."

BIOPSIA ÓSSEA

A biópsia óssea com marcação dupla com tetraciclina continua a ser a norma de ouro, particularmente quando se avalia a necessidade de quelação de alumínio ou paratiroidectomia. São utilizados vários parâmetros, incluindo a taxa de formação óssea/superfície óssea, a taxa de aposição mineral, o volume de osteoide em percentagem do volume de osso trabecular, a espessura do osteoide, a superfície dos osteoclastos, a superfície marcada com tetraciclina, a presença de osteoide tecido e a fibrose da medula óssea, para auxiliar o diagnóstico na biopsia óssea.[27]

Caraterísticas radiográficas

No caso da osteodistrofia renal, verifica-se ocasionalmente um aumento da densidade óssea. Há um aumento da mandíbula devido ao aumento do componente esponjoso da casa 1,12 que tem um padrão trabecular granular denso.[12]

A densidade da maxila e da mandíbula pode ser maior do que o normal. As manifestações incluem uma diminuição ou um aumento do número de trabéculas, e o padrão trabecular pode ser granular. Os limites corticais podem ser mais finos ou menos aparentes. (Estas alterações ósseas podem persistir após um transplante renal bem sucedido devido à hiperplasia das glândulas paratiróides, resultando numa elevação contínua da PTH.[12]

A hipoplasia e a hipocalcificação dos dentes são possíveis, resultando por vezes na perda de qualquer evidência radiográfica do esmalte. A lâmina dura pode estar ausente ou menos aparente em casos de esclerose óssea.[12]

Gestão

Terapia de doenças ósseas de alta rotatividade

A terapia profilática deve ser considerada precocemente, quando a TFG é igual ou inferior a 60 ml/minuto, desde que o iPTH sérico não esteja abaixo da faixa-alvo. Na insuficiência renal precoce, a redução do fosfato dietético pode restaurar os níveis de 1,25-dihidroxivitamina D e reduzir o iPTH, mas não deve ser efectuada à custa da adequação proteica. Quando a insuficiência renal é ligeira a moderada, as doses de calcitriol de 0,125µg por dia, 2ug três vezes por semana e 2ug uma vez por semana reduzem eficazmente o iPTH.[27]

O calcitriol reduz a libertação de PTH indiretamente através de uma maior absorção intestinal de cálcio e diretamente por efeitos na transcrição do gene pré-pro-PTH ao longo de horas a dias. Como o calcitriol também aumenta a absorção intestinal de fosfato, é mais fácil utilizá-lo numa dosagem baixa no início da insuficiência renal, antes que os níveis séricos de fosfato aumentem.[27]

O carbonato de cálcio também demonstrou reduzir o iPTH em doentes em pré-diálise.[27]

Nos doentes em diálise, o calcitriol administrado por via intravenosa, oral e intraperitoneal suprime o hiperparatiroidismo, mas pode ser limitado pela hiperfosfatemia ou hipercalcemia.[27]

Os novos análogos da vitamina D 22-oxa-calcitriol (OCT) e 19-nor-1, 25 hidroxivitamina D2 (paricalcitol) parecem ter menos atividade calcémica e demonstraram reduzir eficazmente o iPTH em doentes em hemodiálise.[27]

Certos análogos da vitamina D exibiram uma atividade supressora da paratiroide semelhante à do calcitriol, mas com menor potencial para induzir hipercalcemia em contextos experimentais. Os mecanismos potenciais para esta seletividade incluem a alteração da ligação ao VDR, diferenças no metabolismo por enzimas como a vitamina D-24-hidroxilase e diferenças na ativação das vias genómicas em comparação com as vias rápidas e não genómicas através de receptores potentes da membrana plasmática. O análogo paricalcitol regula negativamente o VDR intestinal, possivelmente por supressão da 1, 25-dihidroxivitamina D endógena.[27]

Outro análogo da vitamina D, o OCT, tem uma afinidade muito reduzida pela proteína de ligação à vitamina D e é rapidamente eliminado da circulação.[27]

Os bisfosfonatos inibem a reabsorção óssea mediada pelos osteoclastos, inibindo a atividade dos osteoclastos, em parte através de uma ação sobre os osteoblastos. O rápido turnover induzido pelo hiperparatiroidismo também aumenta o efluxo de fosfato do osso, pelo que o controlo do fosfato sérico e do produto fosfato de cálcio pode revelar-se muito difícil. Os bifosfonatos intravenosos podem ser úteis neste contexto e quando a perda progressiva da DMO está associada a um hiperparatiroidismo não suprimível. Existem poucos riscos quando o pamidronato é administrado a doentes em diálise em doses de 30-60 mg de 3 em 3 meses.

Tratamento cirúrgico

O tratamento cirúrgico adequado do hiperparatiroidismo não supressível é por vezes adiado por tentativas infrutíferas de controlo médico. É improvável que a terapêutica médica seja bem sucedida quando os níveis de iPTH são superiores a 10 vezes o normal ou quando um iPTH elevado está associado a hipercalcemia persistente ou a hipercalcemia e hiperfosfatemia combinadas. Nos doentes em diálise ou após transplante, é provável que o hiperparatiroidismo exacerbe a perda progressiva de DMO e a DMO melhora com a paratiroidectomia.[27]

Osteomalácia

O tratamento através da correção da acidose metabólica, se presente, e da administração de calcitriol (normalmente 0,25-0,5 ug por dia) tem demonstrado ser uma terapia eficaz. Os doentes devem ser avaliados quanto a factores de risco, como hipovitaminose D devido a má absorção, exposição reduzida à luz solar, ingestão adequada de cálcio e medicamentos que possam interferir com o metabolismo e a mineralização da vitamina D. A resposta ao tratamento pode ser monitorizada através da redução da ALP, da BSAP e da biopsia óssea com marcação com tetraciclina.[27]

O tratamento da osteodistrofia mista envolve hiperparatiroidismo e defeitos de mineralização,[27]

DMO

A terapêutica hormonal de substituição contínua (HRT), os moduladores selectivos dos receptores de estrogénio (SERMS) e os bifosfonatos, que são eficazes na preservação da DMO quando a função renal é normal, não foram estudados na ESRD. Antes do início da diálise, o calcitriol (0,25µg por dia) tem sido associado a uma melhoria da DMO (possivelmente relacionada com a supressão do hiperparatiroidismo).

Complicações

Doença óssea após o transplante

A perda de DMO pode ocorrer rapidamente, sobretudo nos primeiros meses após o transplante renal, sendo os glucocorticóides os principais responsáveis pelos efeitos tóxicos.[27]

Ao contrário do aumento da reabsorção osteoclástica observado após a menopausa, a osteopenia de baixa rotação, com glucocorticóides reduzidos, induz uma osteoblastogénese, um aumento da apoptose de osteoblastos e osteócitos e a supressão da formação óssea mediada por osteoblastos. Outros efeitos dos glucocorticóides incluem a diminuição da absorção intestinal de cálcio, a supressão das gonadotrofinas e uma mudança na direção da diferenciação das células estaminais mesenquimatosas para adipócitos em vez de osteoblastos. O baixo volume e o turnover ósseo correlacionam-se negativamente com a dosagem de glucocorticóides e estas caraterísticas histológicas são encontradas em 50% dos doentes.[27]

Os doentes com diabetes e os doentes com transplantes combinados de rim e pâncreas podem ser particularmente propensos a fracturas.[27]

Tanto o calcitriol como os bifosfonatos demonstraram reduzir a perda de DMO após o transplante de órgãos sólidos.[27]

Com base em estudos que avaliaram o tratamento com bifosfonatos em receptores de transplante renal, parece razoável tratar doentes de risco com estes medicamentos

A TRH deve ser considerada para pacientes hipogonadais. Uma vez que a exposição aos glucocorticóides é o principal fator associado à redução do volume ósseo após o transplante, os protocolos imunossupressores mais recentes, com uma redução mais rápida dos esteróides, uma dose de manutenção mais baixa ou regimes sem esteróides, são componentes lógicos das estratégias para preservar a DMO.[27]

Calcifilaxia

A calcifilaxia é caracterizada por nódulos subcutâneos dolorosos, que podem ulcerar e que, na biopsia, revelam necrose da pele e calcificação de pequenos vasos. O hiperparatiroidismo secundário, a elevação do produto fosfato de cálcio e os níveis elevados de fosfato sérico têm sido associados a um risco acrescido de calcifilaxia. A paratiroidectomia beneficia alguns doentes, mas após a paratiroidectomia, a calcificação dos pequenos vasos progride em cerca de 50% dos doentes.[27]

B) HIPOFOSFATASIA

Sinónimo[4]

HIPOFOSFATASEMIA

FOSFOETANOLEMINÚRIA

DOENÇA DE RATHBUN

LÚPULO

A hipofosfatasia é uma doença hereditária autossómica recessiva caracterizada por uma mineralização defeituosa dos ossos e dos dentes e por uma deficiência da atividade do fosfato alcalino sérico e ósseo. 12

História

Em 1948, o Dr. John Campbell Rathbun caracterizou a doença como "hipofosfatasia" quando relatou níveis paradoxalmente baixos de atividade da fosfatase alcalina (ALp) no sangue e em vários tecidos de uma criança que morreu com raquitismo e epilepsia, o que parecia refletir "uma nova anomalia de desenvolvimento" 30

Fisiopatologia

A hipofosfatasia é uma doença óssea metabólica rara caracterizada por uma mineralização óssea defeituosa e níveis séricos baixos de fosfatase alcalina não específica dos tecidos (TNSALP). A TNSALP é uma das quatro isoenzimas da fosfatase alcalina, sendo as outras as fosfatases alcalinas intestinal, placentária e placentária-like (também conhecida como tipo de células germinativas). As fosfatases alcalinas são um grupo de enzimas glicoproteicas ligadas à membrana que hidrolisam uma série de ésteres de monofosfato a um pH alcalino. Três dos genes, ou seja, os que codificam as formas de fosfatase alcalina placentária, intestinal e das células germinativas, estão localizados no cromossoma 2q34+2q37, enquanto que a TNSALP é codificada no locus ALPL no cromossoma 1p36. 134, O gene ALPL está presente como uma única cópia no genoma haploide e compreende 13 exões que estão distribuídos por mais de 50 kb de ADN. A própria enzima está amplamente distribuída e é expressa em muitos tecidos, e a modificação pós-tradução nestes tecidos produz isoformas secundárias de TNSALP com diferentes propriedades físico-químicas.[28]

Classificação de acordo com a etiologia

- Hipofosfatasia perinatal
- Hipofosfatasia infantil
- Hipofosfatasia infantil
- Hipofosfatasia do adulto
- Hipofosfatasia de Odonto
- Pseudo-hipofosfatasia

Hipofosfatasia perinatal

Na forma perinatal letal, os doentes apresentam uma mineralização acentuadamente comprometida no útero. Têm esporões osteocondrais cobertos de pele que sobressaem dos braços e das pernas. Alguns bebés sobrevivem alguns dias, mas podem ter complicações respiratórias devido a pulmões hipoplásicos e deformações raquíticas do tórax. Outros sintomas incluem apneia, convulsões e encurtamento acentuado dos ossos longos.[29]

Hipofosfatasia infantil

Os doentes com a forma infantil podem parecer normais à nascença; os sinais clínicos aparecem durante os primeiros 6 meses. São observadas complicações respiratórias devido a deformações raquíticas do tórax, craniossinostose prematura apesar de uma fontanela aberta. Observa-se hipercalcemia que explica uma história de irritabilidade, má alimentação, anorexia, vómitos, hipotonia, polidipsia, poliúria, desidratação e obstipação. O aumento da excreção de cálcio leva a lesões renais. A baixa estatura durante a idade adulta e o aumento da perda de dentes decíduos também são comuns.[29]

As radiografias mostram uma desmineralização generalizada e alterações raquíticas nas metáfises.

Hipofosfatasina infantil

As deformidades esqueléticas, como o crânio dolicocefálico e as articulações alargadas, o atraso na marcha, a baixa estatura, a marcha bamboleante, a hipertensão intracraniana, as fracturas e as dores ósseas, a perda prematura da dentição comum aos dentes incisivos são caraterísticas clínicas.

Radiograficamente, o crânio tem o aspeto de "cobre batido" e apresenta pequenas radiolucências uniformemente espaçadas e mal definidas. Este padrão pode ser devido a áreas de afinamento da placa cortical interna produzidas por giros cerebrais.[3]

Hipofosfatasia do adulto

A forma adulta apresenta-se durante a meia-idade. A primeira queixa pode ser a dor no pé, que se deve a fracturas de stress dos metatarsos. Observa-se dor na coxa devido a pseudo-fracturas do fémur. A perda prematura de dentes decíduos é outra caraterística. Existe uma predileção por condrocalcinose e osteoartropatia acentuada mais tarde na vida.[5]

Hipofosfatasia de Odonto

Caracterizada pela esfoliação prematura dos dentes decíduos totalmente enraizados, a cárie dentária grave está frequentemente associada a anomalias do sistema esquelético. Os dentes decíduos anteriores, especialmente os incisivos, são os mais frequentemente afectados.[34]

As radiografias mostram osso alveolar reduzido, câmaras pulpares alargadas e canais radiculares.[34]

Pseudo-hipofosfatasia

Uma forma pré-natal benigna da raça, caracterizada por uma deteção in utero com um prognóstico muito melhor do que outras formas pré-natais, foi recentemente descrita e define a sexta forma clínica de hipofosfatasia.[29]

Caraterísticas histopatológicas

Os ossos longos exibem carateristicamente uma largura aumentada da cartilagem em proliferação com alargamento da zona de células hipertróficas, irregularidade das colunas de células, penetração irregular da cartilagem pela medula com persistência de numerosas ilhas de cartilagem na medula e formação de grandes quantidades de osteoide que é inadequadamente calcificado.[4]

Os dentes apresentam um aspeto único caracterizado pela ausência de cemento, em resultado da ausência de génese de cimento e da ausência de ligação funcional do dente ao osso através do ligamento periodontal.[4]

Gestão

A terapia de substituição enzimática está atualmente a ser testada em humanos. A resposta bioquímica ao tratamento com teriparatida não foi sustentada num estudo, sugerindo que a resposta pode variar consoante a mutação do gene TNALP."

A vitamina B6 pode ser indicada para tratar as convulsões neonatais.[20]

C) FLUOROSE

A ingestão excessiva durante a fase pré-ruptiva dos dentes leva à fluorose dentária e a ingestão continuada durante anos e décadas causa fluorose óssea ou esquelética.[44]

História

O flúor foi isolado em 1886 pelo Prémio Nobel Henri Moissan e combina-se diretamente com a maioria dos elementos e indiretamente com poucos para formar fluoretos. Os fluoretos são omnipresentes na natureza e estão presentes nas rochas, no solo, na água, nas plantas, nos alimentos e até no ar.[17]

A relação entre o flúor e a cárie dentária foi notada pela primeira vez no início do século XX, quando se observou que os residentes de certas zonas dos EUA desenvolviam manchas castanhas nos dentes. Black e May, em 1916, relataram que esses dentes manchados, embora inestéticos, eram altamente resistentes à cárie dentária. A ingestão excessiva de flúor através da água, alimentos ou poeira causa toxicidade aguda ou uma doença debilitante chamada "fluorose", um termo cunhado e usado pela primeira vez por Cristiani e Gautier em 1925. Em 1931, Smith et al. descobriram que a prevalência e a gravidade do esmalte mosqueado estavam diretamente relacionadas com a quantidade de fluoreto na água. Feil mencionou pela primeira vez a fluorose em humanos como uma doença profissional em 1930. Este facto foi comprovado por Moller e Gudjonsson em 1932, quando foi relatada a ocorrência de fluorose esquelética em mineiros de criolite na Dinamarca.[37]

Fisiopatologia

O intervalo estimado de ingestão segura e adequada de fluoretos para adultos é de 1,5 a 4,0 mg por dia e é menor para crianças e pessoas com doença renal. A ingestão diária de fluoreto nas regiões endémicas varia entre 10 e 35 mg e pode ser ainda mais elevada nos meses de verão.[44]

A intoxicação aguda por fluoreto é rara e resulta mais frequentemente da ingestão acidental de grandes quantidades de compostos de fluoreto. A dose letal aguda de fluoreto para um homem de 70 kg é de 2,5-5,0 gramas. O envenenamento crónico por fluoreto é mais comum e pode afetar tanto os animais como os seres humanos.[44]

Os efeitos biológicos da intoxicação por fluoreto estão relacionados com a quantidade total de fluoreto ingerida, independentemente da fonte, seja ela o alimento, a água ou o ar.[36]

De facto, não se verificou qualquer retenção discernível de flúor quando foram ingeridos até 4-5 mg por dia. Mas quando foram ingeridos mais de 5 mg, cerca de metade parece ter sido retido pelo esqueleto e o resto excretado pela urina.[36]

O sequestro de fluoreto no esqueleto, a excreção urinária e a perda sustentada através do suor ajudam na regulação do fluoreto plasmático. Os níveis de fluoreto na maioria dos tecidos moles do corpo são inferiores a 1 ppm, mas são mais elevados do que os do plasma.[36]

Caraterísticas clínicas

Fluorose dentária

A fluorose dentária envolve principalmente o esmalte, mas as intoxicações graves podem afetar a dentina e a polpa. A mancha nos dentes é uma das caraterísticas mais precoces e mais facilmente reconhecíveis observadas na primeira década de vida. Ambos os sexos são igualmente afectados. São os dentes permanentes que são afectados e perdem a sua cor translúcida branca e cremosa normal e tornam-se ásperos, opacos e brancos como giz. O desgaste e as lascas são outras marcas da fluorose. O pigmento castanho ou preto deposita-se no esmalte defeituoso e, uma vez estabelecido, tende a permanecer aí permanentemente.[44]

Fase pré-esquelética

A duração desta fase pode variar em função da quantidade de fluoreto ingerida diariamente. Segundo Singh e Jolly, em 1970, e Franke et al, em 1970, varia entre 10 e 30 anos, ou mesmo mais, nas zonas endémicas e entre 10 e 15 anos, ou mais, nos casos de fluorose industrial. Normalmente, não apresenta quaisquer sinais ou sintomas nas suas fases iniciais nas regiões endémicas. As pessoas afectadas podem ocasionalmente queixar-se de dores nas pequenas articulações dos membros e nas costas. 4

Fluorose esquelética

No início do desenvolvimento de alterações fluoróticas no esqueleto, os doentes queixam-se frequentemente de um vago desconforto e parestesia nos membros e no tronco. A seguir, surgem dores e rigidez nas costas, especialmente na região lombar, seguidas da coluna dorsal e cervical. A restrição dos movimentos da coluna vertebral é o sinal clínico mais precoce da fluorose.[39]

De acordo com Murray, 1950, a rigidez aumenta de forma constante até que toda a coluna vertebral se torna numa coluna contínua de osso, manifestando uma condição referida como "poker back". Quando a doença se torna grave e crónica, vários ligamentos da coluna vertebral tornam-se calcificados e ossificados. A rigidez que surge inicialmente na coluna vertebral rapidamente se estende a várias articulações dos membros devido ao envolvimento das cápsulas articulares, dos ligamentos relacionados, das ligações tendinosas aos ossos e das membranas interósseas.[43]

O envolvimento das costelas reduz gradualmente o movimento do tórax durante a respiração, que acaba por se tornar principalmente abdominal. Quando isso acontece, o tórax assume a forma de um barril. Com a crescente imobilização das articulações devido às contraturas, podem desenvolver-se deformações em flexão nas ancas, joelhos e outras articulações, o que leva o doente a ficar acamado. Podem também aparecer exostoses ósseas nos ossos dos membros, especialmente à volta do joelho, do cotovelo e na superfície da tíbia e do cúbito.[43]

Geno valgo endémico: As deformações dos ossos dos membros, sobretudo nos membros inferiores que suportam o peso, em crianças de zonas endémicas de fluorose, ocorrem em crianças mal nutridas e com baixo consumo de cálcio.[38]

Singh e Jolly, em 1961, relataram que as sequelas neurológicas na fluorose esquelética, que se manifestam normalmente como radiculomiopatia, surgem principalmente devido à compressão mecânica da medula espinal e das raízes nervosas provocada pela osteofitose e pela selerose da coluna vertebral.[43]

Neuropatias periféricas: As exostoses, que se desenvolvem principalmente à volta do joelho, do cotovelo e do tornozelo, podem pressionar os nervos poplíteos mediano, ulnar ou lateral. Estes crescimentos ósseos podem provocar dor, parestesias e fraqueza nos membros. Até mesmo a meralgia parestésica foi relatada como ocorrendo na fluorose por Chuttani et al. em 1962. Os doentes fluoróticos podem também manifestar síndromes de aprisionamento envolvendo outros nervos periféricos.[38]

Acidentes cerebrovasculares: O envolvimento da circulação vertebrobasilar causado pela compressão de osteófitos cervicais pode ocorrer ocasionalmente (Singh e Jolly 1970). O aumento da calcificação dos vasos principais e a perturbação do metabolismo dos lípidos, que tem sido relatada na fluorose, podem provocar acidentes cerebrovasculares.[43]

A ocorrência de outras caraterísticas neurológicas, como cefaleias, convulsões tetaniformes, depressão mental e perturbações electroencefalográficas na fluorose, foi também referida por Waldbott em 1962.[38]

Caraterísticas histopatológicas

As alterações histopatológicas do osso em casos fluoróticos mostram que o sistema haversiano está mal formado e que existe uma orientação lamelar desordenada no osso compacto. O tecido osteoide encontra-se no osso esponjoso, alguns destes depósitos irregulares de tecido osteoide estendem-se até aos músculos aderentes. Nalguns destes casos, o tecido osteoide apresenta anexos musculares calcificados. Os ligamentos apresentam calcificação e ossificação.[40]

Caraterísticas radiológicas

Nos adultos, os achados radiológicos podem ser apresentados em três fases, cada uma sobrepondo-se à anterior.[35]

1. Os achados estão principalmente confinados ao esqueleto axial. As trabéculas primárias parecem ligeiramente rugosas devido à esclerose. Isto é claramente revelado nas asas ilíacas e nos corpos vertebrais toracolombares. Nas trabéculas secundárias, no entanto, estas não são proeminentes. Os ossos assumem um aspeto de vidro despolido, uma manifestação anterior.
2. Na fase seguinte, as trabéculas primárias espessas fundem-se com as trabéculas secundárias para tornar o osso homogeneamente denso. Os contornos ósseos tornam-se irregulares, devido à aposição subperiosteal de novo osso, que está presente de forma proeminente nas costelas, na pélvis e na coluna vertebral. O crânio apresenta alterações mínimas na base. O esqueleto apendicular, no entanto, é menos afetado, mas os ossos longos dos membros podem apresentar invasão das cavidades medulares com osso novo endosteal. O osso esponjoso manifesta proeminência trabecular e esclerose. É de notar que a calcificação ligamentar começa mais frequentemente nos ligamentos paraespinhoso, sacroespinhoso e sacrotuberoso.
3. Na fase final, os ossos do esqueleto axial apresentam caraterísticas radiológicas. Os ossos têm um aspeto de giz com um padrão trabecular mal definido. Com a perda da definição cortical e trabecular, o osso apresenta-se lanoso. As corticais dos ossos longos são densas e espessas devido à formação de novo osso subperiosteal amorfo. As cavidades medulares são invadidas por osso novo endosteal. Nestes casos, a calcificação dos ligamentos paraarticulares é acentuada. A calcificação é marcada na inserção do tendão e dos músculos e é observada na membrana interóssea.

Gestão

Estudos in-vitro revelaram que a farinha de ossos, a serpentina, o dower, os compostos de magnésio, etc., podem ser eficazes na redução dos níveis de flúor da água com elevado teor de flúor. Experiências in vivo com animais mostraram que os sais de cálcio, magnésio e alumínio actuam como um controlo da absorção de fluoreto e também aumentam a sua excreção do corpo.[42]

A utilização da serpentina, utilizada nos últimos tempos para aumentar a excreção de fluoreto nos casos de fluorose humana, foi bem sucedida por razões claras. Este mineral natural, que é quimicamente um metassilicato de magnésio, parece ter uma enorme capacidade de absorção de fluoreto numa vasta gama de concentrações e é por isso que parece acelerar a excreção de fluoreto do corpo, mobilizando-o dos ossos. Observou-se durante a administração de serpentina que a urina se torna marcadamente alcalina, o que provavelmente tem o efeito de aumentar a excreção de fluoreto do corpo - uma observação que está de acordo com os resultados das experiências fisiológicas de Whitford et al. (1976) e que sugere que a depuração renal de fluoreto é um evento dependente do PH. Uma vez que a serpentina é impura e representa um grupo de minerais que inclui crisótilo, antigorite, lizardite e uma série de subgrupos como o ortocrisótilo, etc., com vestígios de muitos elementos, incluindo flúor, a utilização de ingredientes activos da serpentina, nomeadamente óxido de magnésio e hidróxido de magnésio, foi experimentada e considerada eficaz na fluorose animal, bem como nos seres humanos.[42]

O hidróxido de magnésio tem sido mais eficaz do que a serpentina em estudos in vivo e in vitro, tanto em animais como em seres humanos. No entanto, têm de ser efectuados estudos a longo prazo para avaliar a eficácia destes medicamentos em casos de fluorose humana.[42]

A cirurgia pode, obviamente, ser de pouca utilidade para o alívio dos défices neurológicos, tendo em conta a extensa prevalência da doença. A descompressão cirúrgica só é possível nos casos iniciais em que a compressão está confinada a um pequeno segmento da coluna vertebral. No entanto, mesmo nestes casos, o tratamento é problemático, devido à acentuada fixação da coluna vertebral e à rigidez da caixa torácica. Além disso, a expansão acentuadamente reduzida do tórax e a capacidade vital dos pulmões tendem a criar complicações torácicas pós-operatórias. Além disso, a intubação da traqueia durante a anestesia torna-se problemática devido à rigidez da coluna cervical e, sobretudo, devido à dificuldade de posicionamento da coluna vertebral durante a cirurgia. É por isso que a laminectomia, que tem de ser extensa devido ao facto de a doença ser generalizada, se torna difícil e têm de ser utilizados orifícios para remover as lâminas.[42]

D) SCURVY

A carência grosseira de vitamina C provoca o escorbuto.[45]

História

O escorbuto, que resulta da deficiência de vitamina C, é conhecido desde o tempo do papiro de Ebers no Egito (1500 a.C.). Svirbely e Szent-Gyorgyi isolaram o ácido hexurónico (ácido ascórbico) em 1928 e comunicaram os resultados em 1932.[4]

Fisiopatologia

A vitamina C, ou ácido ascórbico, é um co-fator necessário para a biossíntese adequada do colagénio. Outros papéis bioquímicos notáveis da vitamina C incluem a absorção de ferro, a biossíntese de carnitina, a conversão de dopamina em noradrenalina e a síntese de corticosteróides e aldosterona, bem como o metabolismo do colesterol, Os seres humanos são incapazes de converter gluconato em ácido ascórbico e, portanto, dependem da vitamina C exógena da nossa dieta. Os citrinos, incluindo laranjas, limões, limas e toranjas, são ricos em vitamina C, tal como os vegetais, incluindo batatas, brócolos, espinafres, couves de bruxelas e pimentos vermelhos. A carne fresca contém vitamina C; no entanto, esta é destruída quando cozinhada. Por conseguinte, os frutos e legumes frescos continuam a ser a melhor fonte desta vitamina essencial.[47]

A dose diária recomendada (DDR) de vitamina C é de 45 a 90 mg/dia para um indivíduo médio e saudável. As necessidades dietéticas são mais baixas para bebés e crianças (15-50 mg/dia) e são mais elevadas durante a lactação (115-120 mg/dia).[47]

Na sociedade atual é rara, embora em populações específicas de risco, muitas das quais são atendidas no Centro de Emergência (CE). Estas populações incluem: alcoólicos com má nutrição, doentes idosos isolados, doentes institucionalizados, doentes com dor abdominal crónica, doentes com síndromes de má absorção e viciados em comida.[47]

Manifestações clínicas

As manifestações clínicas do escorbuto devido a uma dieta inadequada podem ser observadas no prazo de 8 a 12 semanas, altura em que a reserva de vitamina C do organismo (aproximadamente 1500 mg) está substancialmente esgotada para menos de 350 mg.[47]

A deficiência precoce, o mal-estar, a fadiga e a letargia são caraterísticas comuns da doença. Os efeitos da carência de vitamina C nas vias metabólicas (biossíntese da carnitina e degradação do colesterol) podem ser responsáveis pela fadiga e letargia no escorbuto precoce

47

casos.[47]

Os sinais de deficiência prolongada de ácido ascórbico incluem anemia, mialgia, dor óssea, hematomas, petéquias, hemorragia perifolicular, pêlos em saca-rolhas, gengivite, má cicatrização de feridas, alterações de humor e depressão. A anemia, a dor óssea, a gengivite e os membros inferiores inchados e com hematomas, marcados por pêlos em saca-rolhas e petéquias foliculares, podem ser atribuídos à falta de colagénio presente no tecido conjuntivo da pele, gengivas e ossos, que contêm uma maior concentração de colagénio e são, portanto, mais susceptíveis a deficiências." 47

Em caso de deficiência extrema, quando os sintomas do escorbuto são graves e põem a vida em risco, edema generalizado, iterícia grave, hemólise, hemorragia espontânea aguda, neuropatia, febre, convulsões e morte são consequências potenciais. A morte pode resultar do enfraquecimento constante dos vasos sanguíneos, provocando um estado anémico.[47]

Os achados orais e dentários no escorbuto consistem principalmente em sangramento das gengivas, lesões gengivais purpúricas, formação anormal de dentina e perda de dentes O botão do escorbuto é o aumento da gengiva marginal que envolve e oculta os dentes. Tem uma cor vermelho-azulada, é macia e hemorrágica a uma ligeira provocação. Em áreas sem dentes não há alterações na mucosa. A gengiva pode ser infetada secundariamente e resultar em infeção viscótica. Há falta de suporte periodontal, visto.[46]

Caraterísticas histopatológicas

As alterações ósseas no escorbuto foram bem analisadas por Follis no seu livro sobre a Patologia das Doenças Nutricionais. Ele salientou que, no escorbuto, os osteoblatos formam osteoide.

As células de cartilagem da placa epifisária continuam a proliferar de forma normal e os sais são depositados na matriz entre as colunas de células de cartilagem. Além disso, o material da matriz calcificada não é destruído, pelo que se desenvolve na metáfise uma ampla zona de matriz calcificada mas não ossificada, designada por rede escorbútica. As espículas não são resistentes às tensões do peso e do movimento, pelo que são susceptíveis de fratura. As alterações que acompanham a fratura conduzem às lesões caraterísticas do esqueleto no escorbuto.[4]

À medida que a "rede" aumenta de largura, desenvolve-se uma zona cada vez mais frágil, acabando por ocorrer uma fratura completa das espículas com separação e deformação da junção cartilagem-eixo. Esta fratura da matriz calcificada conduz ao quadro clássico do escorbuto, a chamada zona de Trummer-feld ou região de desintegração completa. Sobre as fracturas e fissuras encontram-se fibroblastos e macrófagos de aspeto imaturo, de coloração rosa, de material hialino, contendo hemossiderina. A área por baixo da zona de Trummer-feld não tem células hematopoiéticas e é constituída por células do tecido conjuntivo, o chamado Gerustmark.[4]

Caraterísticas radiográficas

Radiograficamente, a lesão manifesta-se como uma interrupção da lâmina dura. O dente apresenta atrofia odontoblástica, irregularidade ao acaso do que a disposição habitual da paliçada, resultando em dentina irregular ou sem dentina, resultando assim em dentes malformados. A polpa está ingurgitada e dilatada devido ao aumento do fluxo sanguíneo.[46]

Gestão

Vamin C pode ser administrado por via oral ou parentérica. Uma dose de 200 mg por dia resulta numa melhoria acentuada em poucos dias. Outros regimes incluem 1000 mg/dia durante os primeiros cinco dias, seguidos de 300-500 mg/dia durante uma semana.[47]

O tratamento para adultos inclui 250 mg de vitamina C administrados 4 vezes por dia durante 1 semana ou 50-100 mg 4 vezes por dia até serem atingidos níveis plasmáticos normais. Para bebés, a dose é de 50-100 mg 4 vezes por dia, reduzir para 30 mg.[46]

Os doentes devem ser informados sobre uma alimentação saudável e equilibrada e encorajados a consumir regularmente citrinos, legumes verdes, tomate e batata. O consumo de cinco porções de frutos e legumes por dia não só excede a DDR para a vitamina C, como também trata muitas das deficiências vitamínicas que ocorrem em conjunto com o escorbuto.[47]

Além disso, os doentes devem ser informados sobre os efeitos nocivos do álcool e aconselhados e encaminhados para assistência para deixar de beber.[47]

Os sintomas do escorbuto desaparecem em 3-5 dias e a maior parte dos achados físicos desaparecem em 1-2 semanas após o tratamento agudo. Mesmo os doentes que evoluíram para disfunção e falência de múltiplos órgãos recuperam rapidamente o seu bom estado de saúde normal com um tratamento adequado.[47]

Doenças endócrinas

A)HIPERPARATIROIDISMO

Sinónimo[7]

DOENÇA ÓSSEA DE VON RECKLINGHAUSEN

O hiperparatiroidismo (HPTH) é um distúrbio generalizado do metabolismo do cálcio, do fosfato e dos ossos devido a um aumento da secreção da hormona paratiroideia (PTH).[7]

História

A NPTH foi descrita pela primeira vez como uma doença óssea em 1891 por Von Recklinghausen. Em 1904, Askmary descreveu pela primeira vez um doente com um tumor da paratiroide e fibrose cística. Em 1972, Jackson e Frame descreveram as caraterísticas clínicas como a tétrade de "ossos, pedras, gemidos abdominais e gemidos psíquicos com tons de fadiga".[7]

Fisiopatologia

A HPTH apresenta-se em três formas clínicas: primária, secundária e terciária. Em todos os casos, a doença é caracterizada por um aumento dos níveis de PTH e mobilização de cálcio do osso.[1]

O HPTH primário é a produção descontrolada de PTH em resultado de um adenoma da paratiroide (80-90%) ou de uma hiperplasia de células principais da paratiroide (10-15%) ou de um carcinoma da paratiroide (2%), de neoplasias endócrinas múltiplas (D & MEN 2a). Duas síndromes estão associadas ao HPTH, nomeadamente a síndrome do tumor hipertiroideu hereditário da mandíbula e o hipertiroidismo primário isolado familiar com carcinoma.[7]

Os adenomas da paratiroide em conjunto com a síndrome dos neurónios múltiplos da mucosa de Sipple foram discutidos por Sarosi e Doe (1968). Classicamente, o aumento da produção de PTH provoca um aumento dos níveis séricos de cálcio ao diminuir a reabsorção tubular renal de fósforo. Os níveis de fosfatase alcalina estão aumentados e os valores de fósforo sérico estão diminuídos. Bartter (1973) verificou que 50% dos doentes com doença ligeira são normocalcémicos.[1]

A HPTH secundária é um mecanismo compensatório resultante de uma condição primária que produz hipocalcemia, como raquitismo, osteomalácia, gravidez, insuficiência renal crónica, privação de cálcio ou hipoparatiroidismo materno. A hipocalcemia provoca um aumento da produção de PTH, com libertação de cálcio do osso. Por vezes, o nível de cálcio pode aproximar-se dos valores normais baixos, pelo que podem ser necessárias várias análises séricas ou os níveis de cálcio urinário podem estar elevados mesmo em doentes com uma dieta pobre em cálcio.[1]

Em casos raros, a HPTH terciária pode ocorrer após uma HPTH secundária de longa duração. Caracteriza-se pelo desenvolvimento de um adenoma funcional da paratiroide que provoca uma produção excessiva de PTH: libertação de cálcio do osso. Durante a hipercalcémia e a avaliação dos níveis de fosfatase alcalina. Os valores elevados de fósforo sérico podem persistir a partir da HPTH secundária: no entanto, os níveis aumentados de cálcio sérico fazem baixar os níveis elevados de fósforo sérico nalguns casos. Uma das causas mais comuns de HPTI terciária é a insuficiência cardíaca, mesmo quando o doente está em diálise.[1]

Caraterísticas clínicas

O achado clínico da HPTH foi descrito por Jackson e Frame em 1972 como a tétrade de ossos, pedras, gemidos abdominais e gemidos psíquicos com tons de fadiga.[7]

Na sua revisão da literatura, Terezhalmy e colegas (1978) descobriram que esta doença ocorre maioritariamente em mulheres, com um pico de incidência entre os 40 e os 50 anos de idade.[1]

80% dos casos são assintomáticos e o envolvimento primário é nos rins e no sistema esquelético. As pedras referem-se ao aumento da deposição de cálcio no parênquima renal e a uma tendência para desenvolver nefrolitíase recorrente (cálculos renais) com complicações resultantes como obstrução do trato urinário, infeção, perda da função renal e uremia. As calcificações metastáticas também são observadas nas paredes dos vasos sanguíneos, nos tecidos moles subcutâneos, na dura-máter e na região em redor das articulações. Observa-se também uma ceratopatia em banda, em que a calcificação ocorre sob a forma de uma banda estreita na margem límbica do olho.[5]

Os ossos referem-se ao envolvimento caraterístico do osso. Osteíte fibrosa cística, lesões ósseas que, no exame histopatológico, mostram osteoclastos gigantes multinucleados em áreas recortadas da superfície óssea (lacunas de Howship) e a substituição de células normais e de fragmentos de medula por tecido fibroso.[5]

Os gemidos abdominais referem-se a distúrbios subile vagos de OI, tais como náuseas, vómitos, anorexia, pancreatite, úlceras duodenais e pépticas.[5]

Os gemidos psíquicos podem ser devidos a manifestações do SNC que vão desde problemas ligeiros de personalidade a perturbações psiquiátricas graves devidas a hipercalcemia.[5]

Outras manifestações incluem problemas neuromusculares com fraqueza muscular proximal, fatigabilidade fácil e atrofia muscular (diferenciada de outras doenças neuromusculares pela regressão após a remoção cirúrgica das glândulas).[7]

Um dos primeiros sinais é o desenvolvimento de má oclusão devido à deslocação dos dentes. Os tumores de células gigantes e os pseudoquistos dos maxilares são as outras lesões possíveis.[7]

Allan D Padbury et al demonstraram uma incidência significativamente maior de torus/tori na população caucasiana, com a incidência de tori quase três vezes maior em pacientes com HPTH. A HPTH leva à perda preferencial de osso cortical e à preservação ou aumento do osso trabecular. Tem sido proposto que a presença de hipercalcemia em doentes com HPTH é precedida por períodos mais longos de níveis elevados de PTH. É possível que os toros representem uma expansão do osso trabecular à custa do osso cortical em resposta aos níveis elevados de PTH, com possíveis contribuições das forças mecânicas presentes na cavidade oral. Além disso, foi demonstrado que a reabsorção endosteal mediada pela PTH é compensada pela aposição periosteal mediada pela PTH, com um aumento no tamanho total do osso.[7]

Caraterísticas histopatológicas

A alteração mais caraterística no osso é uma reabsorção osteoclástica das trabéculas da espongiosa e ao longo dos vasos sanguíneos no sistema haversiano do córtex. Nas áreas de reabsorção, são observados osteoblastos volumosos que revestem ilhas de osteoide. A fibrose dos espaços medulares é marcada. Os fibroblastos substituem as trabéculas reabsorvidas e, nas ilhas fibróticas, há hemorragia recente e antiga, com muita hemossiderina em evidência. Com a progressão da doença, desenvolvem-se "osteoclastomas". Caracterizados por massas de fibroblastos que crescem num sincício frouxo, entre os quais se encontram numerosos capilares e espaços sanguíneos revestidos por endotélio, glóbulos vermelhos, muitas áreas de hemossiderina amarela ou castanha e inúmeras células gigantes multinucleadas.[4]

Os tumores castanhos do HPTH são histologicamente idênticos ao granuloma central de células gigantes dos maxilares. A diferenciação é efectuada através da estimativa do nível de cálcio sérico, que estará elevado no HPTH acima do nível normal de 9-12mg/dl.[4]

Caraterísticas radiográficas

As principais manifestações são: [12]

- As alterações mais precoces e mais fiáveis da HPTH são erosões subtis do osso das superfícies subperiosteais das falanges das mãos. A desmineralização do esqueleto resulta numa aparência radiolúcida invulgar.
- A osteíte fibrosa cística é uma região localizada de perda óssea produzida pela atividade osteoclástica que resulta na perda de toda a estrutura óssea aparente. Os tumores castanhos ocorrem tardiamente na doença e em cerca de 10% dos casos. Estes tumores periféricos ou centrais do osso são radiolucentes. A amostra macroscópica tem uma cor castanha ou castanha-avermelhada.
- As calcificações patológicas nos tecidos moles têm um aspeto pontilhado ou nodular e ocorrem nos rins e nas articulações.
- No HPTH proeminente, toda a calvária tem um aspeto granular causado pela perda das trabéculas centrais (diplóicas) e pelo adelgaçamento das tabelas corticais.

A desmineralização e o adelgaçamento dos limites corticais ocorrem frequentemente nos maxilares, em limites corticais como o bordo inferior, o canal mandibular e os contornos corticais dos seios maxilares. A densidade dos maxilares está diminuída, resultando numa aparência radiolúcida que contrasta com a densidade dos dentes. Os dentes destacam-se em contraste com os maxilares radiolúcidos. Pode ocorrer uma alteração do padrão trabecular normal, resultando num "aspeto de vidro despolido" de numerosas trabéculas pequenas e orientadas aleatoriamente.[12]

Os tumores castanhos de HPTH podem aparecer em qualquer osso, mas são frequentemente encontrados nos ossos faciais e nos maxilares, particularmente em casos de doença de longa duração. Estas lesões podem ser múltiplas num único osso. Têm margens definidas de forma variável e podem produzir expansão cortical.[12]

Ocasionalmente, as radiografias periapicais revelam a perda da lâmina dura. Dependendo da duração e da gravidade da doença, a perda da lâmina dura pode ocorrer à volta de um dente ou de todos os dentes restantes. A perda pode ser total ou parcial à volta de um determinado dente. O resultado da perda da lâmina dura pode dar à raiz um aspeto afilado devido à perda de contraste da imagem.[12]

Gestão

Na HPTH primária, o tecido paratiroideu hiperplásico ou o nabo funcional têm de ser removidos cirurgicamente para reduzir os níveis de hormona paratiroideia para valores normais.[5]

O HPTH secundário não é normalmente gerido de forma agressiva, a menos que o doente tenha sintomas resultantes dos cálculos renais. O tratamento com um metabolito ativo da vitamina D pode controlar o problema farmacologicamente; no entanto, o transplante renal restaura normalmente o processamento fisiológico normal da vitamina D, bem como a reabsorção e excreção de fósforo e cálcio.[5]

Lesões fibro-ósseas

A) DISPLASIA FIBROSA DOS MAXILARES

Crescimento hamartomatoso não hereditário e não neoplásico resultante de uma alteração da atividade das células mesenquimatosas ou de um defeito no controlo da atividade das células ósseas. Representa cerca de 7% de todos os tumores ósseos benignos e pode afetar qualquer osso.[64]

História

A displasia fibrosa é uma lesão fibro-óssea intramedular benigna, originalmente descrita por Lichtenstein em 1938 e por Lichtenstein e Jaffe em 1942.[64]

Fisiopatologia

A displasia fibrosa é uma lesão óssea benigna do desenvolvimento caracterizada pela colocação de osso normal por proliferação excessiva de tecido fibro-conectivo celular que é lentamente substituído por material semelhante a osso, osteoide ou cemento.[63]

A F.D é uma doença genética não hereditária causada por uma mutação no gene GNAS (guanine nucleotide-binding protein, a-stimulating activity polypeptide 1) no cromossoma 20, que codifica a subunidade alfa do recetor estimulador acoplado à proteína G, Gsa. As mutações activadoras ocorrem pós-zigomaticamente, substituindo o aminoácido do resíduo de arginina por um aminoácido de cisteína ou de histidina. A mutação inibe seletivamente a atividade da GTPase, resultando na estimulação constitutiva das vias de transdução de sinal intracelular da proteína quinase AMP. Este complexo de receptores acoplados à proteína mutada funciona autonomamente no osso através do recetor da hormona paratiroideia, na pele através do recetor da hormona estimulante dos melanócitos, nos intestinos através do recetor da hormona e na tiroide e na hipófise através dos receptores da tiroide e da hormona de crescimento, respetivamente.[63]

As células mutadas com a Gsa têm níveis elevados de AMPc que resultam em anomalias na diferenciação alcoblástica. Estas células produzem as proteínas activadoras dos osteoclastos (reabsorção óssea não programada) que, por sua vez, desencadeiam a formação óssea fora de ordem. Verifica-se também um aumento da reabsorção óssea osteoclástica induzida pela IL-6. O osso medular normal é substituído por uma proliferação anormal de tecido fibro-conectivo.[55]

Na displasia fibrosa, estas lesões genéticas são pós-zigóticas, somáticas e resultam em mosaicismo celular, um processo genético que explica o facto de nem todos os ossos na displasia poliestética serem afectados, sendo o osso de aparência normal nos indivíduos afectados desprovido de lesões genotípicas.[61]

Classificação

A DF é classificada em função do número de ossos afectados e da presença ou ausência de anomalias extra-esqueléticas como Monostótica e Poliostótica.[63]

A displasia fibrosa monostótica é comum em crianças e adultos jovens. Ocorre tanto no sexo masculino como no feminino, com uma ligeira predominância feminina. Afecta apenas um osso e corresponde a 70-80% dos casos de DF. Qualquer osso do esqueleto pode ser afetado. Os membros inferiores e os maxilares são mais frequentemente afectados do que as costelas e os ossos do crânio. Está associada a dor e a fratura patológica. O crescimento pára no fim da puberdade

As alterações hormonais, como as observadas na gravidez, podem reativar uma lesão adormecida.[57]

A displasia fibrosa monostótica ocorre nos ossos maxilar, frontal, etmoidal, temporal e calvário. A doença é caracterizada por uma expansão indolor do ossículo com assimetria facial.[54]

Clinicamente, a maxila é mais frequentemente afetada do que a mandíbula, numa proporção de 2:1. As lesões mandibulares são verdadeiramente monostóticas. As lesões maxilares não são estritamente monostóticas, envolvem o zigoma, o esfenoide, a órbita e até a base do crânio, o occipital e os seios paranasais. Observa-se abaulamento da placa cortical vestibular e labial, do bordo inferior da mandíbula, abaulamento da fossa canina ou proeminência extrema do processo zigomático. A mucosa sobrejacente está sempre intacta. É frequente o desalinhamento, a inclinação ou a deslocação dos dentes.[53]

A displasia fibrosa poliostótica foi reconhecida pela primeira vez por Weil em 1922. É uma doença pouco frequente. Tem o seu início principalmente em crianças com menos de 10 anos de idade. A forma poliostótica corresponde a 20-30% dos casos, tem uma deformidade de carácter agressivo. As mulheres são mais afectadas do que os homens. 75% dos ossos do esqueleto estão envolvidos.[63]

Na forma poliostótica, são afectados dois ou mais ossos, geralmente os ossos longos, as costelas e o crânio, embora qualquer osso possa ser afetado. A lesão ocorre unilateral ou bilateralmente nos ossos dos membros (sobretudo inferiores). Quando os membros superiores são afectados, pode haver também uma ou mais lesões no crânio. Fratura patológica com consequente dor e deformidade óssea. Os sintomas relacionados com as lesões dos ossos longos são a fratura patológica, o arqueamento, o espessamento e a discrepância no comprimento das pernas (deformidade em taco de hóquei).[57]

Fairbank et al relataram: 1/3rd dos casos sem pigmentação cutânea e 2/3 dos casos com pigmentação cutânea. A pigmentação cutânea em 50% ocorre geralmente ipsilateral à lesão óssea.[57]

Jaffe Lichtenstein descreveu a associação da displasia fibrosa poliostótica com a pigmentação anormal da pele; por isso foi denominada síndrome de Jaffe-Lichtenstein. A pigmentação café com leite consiste em máculas bronzeadas bem definidas, geralmente unilaterais, no tronco e nas coxas. Estas lesões pigmentadas podem ser congénitas e podem também estar presentes máculas pigmentadas intra-orais. As margens das manchas café com leite são tipicamente muito irregulares, como uma linha costeira do Maine.[56]

A síndrome de McCune-Albright, uma forma de displasia fibrosa poliostótica, associada a pigmentação café-com-leite e a múltiplas endocrinopatias, como a puberdade precoce, adenoma da hipófise ou hipertiroidismo, afecta quase sempre o sexo feminino e foi descrita por McCune e Albright em 1936 e 1937. As crianças do sexo masculino apresentam genitais aumentados e caracteres sexuais secundários avançados. As crianças do sexo feminino manifestam um excesso de estrogénios. Podem ocorrer hemorragias menstruais durante os primeiros meses de vida.[56]

O **tipo craniofacial** em que apenas o complexo craniofacial está envolvido, incluindo a mandíbula e a maxila. Os ossos craniofaciais são mais afectados na forma poliostótica (50 a 100%) do que na forma monostótica (20%)[63]

A forma craniofacial da displasia fibrosa pode ser difusa e pode envolver vários ossos. Quando os espaços anatómicos e os forames se contraem devido à invasão das lesões, o doente pode apresentar uma variedade de sintomas, incluindo dores de cabeça, perda de visão, proptose, diplopia, perda de audição, anosmia, obstrução nasal, epistaxe, epífora e sintomas que imitam a sinusite.[57]

A displasia fibrosa maxilar e mandibular está associada a assimetrias faciais e palatinas significativas, anomalias dentárias heterogéneas (rotação, oligodontia, deslocamento, hipoplasia e hipomineralização do esmalte, taurodontismo), má oclusão e índice de cárie elevado.[61]

Outra doença rara observada com displasia fibrosa é a síndrome de Mazabraud, na qual as lesões esqueléticas da displasia fibrosa são combinadas com mixomas intramusculares.[59]

Caraterísticas clínicas

Com o desenvolvimento inicial da displasia fibrosa, o paciente geralmente relata inchaços e assimetrias faciais. Embora a lesão seja geralmente assintomática, a invasão dos canais e forames, bem como as limitações de movimento, podem gerar queixas de dor e desconforto. Em geral, pensa-se que os homens e as mulheres são afectados de forma uniforme, embora estudos recentes tenham demonstrado uma ligeira preponderância feminina. As lesões de displasia fibrosa são duas vezes mais comuns na maxila do que na mandíbula, e os aspectos posteriores da maxila são mais frequentemente afectados do que os anteriores.[57]

O aumento lentamente progressivo do maxilar afetado é normalmente indolor e apresenta-se tipicamente como um inchaço unilateral. À medida que a lesão cresce, a assimetria facial torna-se evidente. A tumefação fusiforme do maxilar afetado resulta mais frequentemente da expansão da cortical vestibular e raramente afecta o aspeto lingual e palatino. Pode ocorrer deslocamento dos dentes com a consequente má oclusão e interferência com o padrão de erupção normal.[64]

Caraterísticas histopatológicas

Os achados histológicos na DF consistem na proliferação de tecido conjuntivo fibroso celular que contém focos de trabéculas de forma irregular de osso imaturo. Uma relação relativamente constante entre tecido fibroso e osso ao longo de uma determinada lesão é descrita como caraterística. As fibras de colagénio podem estar dispostas num padrão estoriforme de feixes de colagénio entrelaçados. Os fibroblastos exibem núcleos uniformes em forma de fuso ou estrela. As trabéculas ósseas apresentam formas irregulares bizarras, semelhantes a caracteres chineses. Estas trabéculas não apresentam qualquer orientação funcional aparente. O osso é predominantemente tecido ósseo que parece surgir diretamente do estroma colagénico sem atividade osteoblástica proeminente. O osso lamelar pode ser evidente. Alguns autores consideram que a DF se deve à maturação óssea e que, por conseguinte, o osso na lesão não se desenvolve para além da fase de tecido imaturo. Por outro lado, Waldron e Giansanti demonstraram em biópsias seriadas que a maturação lamelar ocorre de facto e que as lesões que contêm quantidades apreciáveis de osso lamelar provêm sempre de doentes mais velhos. Pode ocorrer a formação de microquistos devido à degenerescência focal do tecido fibroso, particularmente na área mais colagénica, e a confluência destes pequenos quistos leva à formação de espaços quísticos observados macroscopicamente. Ocasionalmente, pode ser observada uma acumulação de células espumosas relacionada com as áreas de degeneração e hemorragia.[64]

As principais caraterísticas histopatológicas da displasia fibrosa são:[59]

- Delicadas trabéculas de osso imaturo, sem bordos osteoblásticos, envoltas num estroma fibroso de células fusiformes displásicas sem quaisquer caraterísticas celulares de malignidade.
- O estroma mesenquimal que rodeia as trabéculas displásicas é relativamente hipocelular e é composto por células mesenquimatosas primitivas fusiformes que produzem poucas ou nenhumas fibrilas de colagénio.
- Existe uma ausência caraterística de osteoblastos volumosos a rodear as trabéculas imaturas isoladas, que frequentemente apresentam costuras anormalmente espessas de osteoide, semelhantes às observadas na osteomalácia. Estas trabéculas, que não sofrem remodelação, raramente contêm linhas de cimento.
- Encontram-se múltiplos capilares delicados em toda a lesão que, quando lesionados, incitam a um processo reativo de células gigantes.
- Os lóbulos de cartilagem são raramente observados e, quando presentes, são compostos por cartilagem hialina madura.

Caraterísticas radiográficas

Radiografias simples:[59]

- As caraterísticas radiográficas da displasia fibrosa variam muito.
- O osso normal é substituído por tecido mais radiolúcido, com um padrão acinzentado em "vidro despolido", semelhante à densidade do osso esponjoso, mas homogéneo, sem padrão trabecular visível. A região radiolúcida é composta histologicamente por uma massa sólida de tecido fibro-ósseo, que ocasionalmente contém um componente quístico com uma cavidade cheia de líquido.
- A lesão é carateristicamente delimitada por um rebordo distinto ou concha de osso reativo que é definido mais nitidamente no seu limite interno do que no seu limite externo, onde pode desaparecer gradualmente em osso esponjoso normal.

- As lesões surgem dentro do canal medular, mas substituem consistentemente tanto o osso esponjoso como o cortical, de modo que a habitual distinção nítida entre o córtex e o canal medular é obscurecida.
- Muitas vezes, o diâmetro do osso aumenta devido ao crescimento da lesão, mas a lesão continua a ser delimitada pela concha de osso reativo.
- As variações na espessura da cortical são causadas pela reabsorção lenta da superfície endosteal, comummente designada por "scalloping endosteal"
- A superfície periosteal é lisa e sem reação.
- As lesões monostóticas amadurecem após o fim do crescimento do esqueleto.
- As suas caraterísticas radiográficas reflectem esta maturação, com um aumento da espessura do rebordo reativo em torno da lesão e da densidade da própria lesão. O aspeto radiográfico da DF varia muito, dependendo do estádio, em 3 tipos.[63]

Tipo I - uma pequena radiolucência unilocular ou multilocular com um bordo bem circunscrito contendo uma rede de trabéculas ósseas finas.

Tipo II - semelhante, mas com trabeculação aumentada, dando um aspeto mais opaco e mosqueado.

Tipo III. A lesão é bastante opaca, com muitas trabéculas delicadas que lhe conferem um aspeto de vidro despolido ou de laranja de Peaud. Este tipo não é bem circunscrito, mas confunde-se com o osso normal.

Estrutura interna:[57]

- O aspeto radiográfico da arquitetura interna da lesão de displasia fibrosa é tipicamente referido como um aspeto de sal e pimenta, casca de laranja, vidro despolido ou impressão digital.
- Lesões radiolucentes semelhantes a quistos ocorrem ocasionalmente em lesões maduras de displasia fibrosa. Estas cavidades ósseas são análogas aos quistos ósseos simples.
- No estudo de McDonald-Jankowski, a apresentação radiográfica mais comum da displasia fibrosa foi uma área ovoide (fusiforme) mal definida de osso displásico com um aspeto de vidro despolido.
- Na displasia fibrosa da mandíbula, o canal mandibular pode ser deslocado inferiormente ou superiormente. Petrikowski e outros sugeriram que o deslocamento

para cima do canal mandibular pode ser exclusivo da displasia fibrosa e pode ser patognomónico.

- Embora os limites da displasia fibrosa sejam conhecidos por serem mal definidos, podem parecer bem definidos em panorâmicas e radiografias simples do crânio se o limite da porção expansiva da lesão for sobreposto à mandíbula.
- A perda da lâmina dura devido à substituição do osso normal pode ser um dos sinais de diagnóstico da displasia fibrosa.
- Nos casos crónicos, a lesão tende a tornar-se cada vez mais radiopaca.
- As vistas panorâmica, de Towne invertido, PA e lateral do crânio são frequentemente adequadas para visualizar lesões na mandíbula. É desejável ter pelo menos 2 imagens, expostas em ângulos rectos, para avaliar a extensão da lesão em todas as dimensões.
- Devido à complexidade da anatomia, a TC é útil para avaliar as lesões no maxilar.

O aspeto radiográfico da F.D. é classificado em 3 tipos:[64]

Pagetoide/vidro fosco, esclerótica e quística.

- As variações na quantidade relativa de osso em relação ao conteúdo de tecido fibroso influenciam o aspeto radiográfico. A caraterística esclerótica é observada quando o osso excede o tecido fibroso. O inverso é verdadeiro nas lesões de aspeto cístico. Independentemente do seu tipo, as lesões têm quase sempre limites mal definidos que se misturam impercetivelmente com o osso normal adjacente.
- Os ossos afectados expandem-se e o osso cortical torna-se consideravelmente mais fino. As lesões que envolvem os ossos craniofaciais tendem a ter um aspeto esclerótico/em vidro fosco.

Cintigrafia:[39]

- Na apresentação inicial, a cintigrafia óssea com radionuclídeos é útil para demonstrar a extensão da doença. As lesões em formação ativa nos adolescentes têm uma captação de isótopos muito aumentada que corresponde de perto à extensão radiográfica da lesão.
- O exame isotópico mostra um aumento da captação ao longo da vida, mas a captação torna-se menos intensa à medida que as lesões amadurecem.
- Alguns achados caraterísticos das lesões de displasia fibrosa são um padrão em forma de barra, envolvimento de todo o osso e uma correspondência estreita entre o

tamanho da lesão nas radiografias e o tamanho da área de captação.

Caraterísticas imagiológicas da displasia fibrosa:

Classicamente, as lesões de displasia fibrosa são intramedulares, expansivas e bem definidas. Apesar de poderem estar presentes vieiras endosteais, é sempre mantido um contorno cortical suave. As lesões apresentam graus variáveis de densidade nebulosa com uma qualidade de vidro fosco, embora algumas possam parecer quase completamente radiolucentes ou seleróticas. A TC e a RM são úteis para avaliar os componentes dos tecidos moles e toda a extensão de uma lesão. As caraterísticas da RM da displasia fibrosa são variáveis, apresentando tipicamente uma intensidade de sinal que é intermédia a direita nas imagens ponderadas em T1, intermédia a elevada nas imagens ponderadas em 172 e um realce heterogéneo após a administração de gadolínio.[58]

Caraterísticas tomográficas computadorizadas da displasia fibrosa da região maxilofacial:

- A natureza unilateral da displasia fibrosa foi registada em todos os casos.
- Os ossos cranianos mais frequentemente afectados foram a maxila e os ossos frontais.
- Quando a maxila é afetada, outros ossos adjacentes separados por suturas, como os ossos zigomático, esfenoidal, frontal e nasal, também podem ser afectados.
- Eversole et al sugeriram que a margem mal definida da lesão ajudava a diferenciá-la de outras lesões fibro-ósseas.
- A aparência de vidro fosco foi a aparência radiográfica mais comum da estrutura interna da DF.
- A displasia fibrosa mostra uma expansão buco-lingual causando um afinamento da placa cortical.
- A lesão deslocou o canal alveolar inferior em todas as quatro direcções (vestibular, lingual, superior e inferior). O deslocamento contrastava com o achado de Petrikowski, que sugeriu que o deslocamento para cima do canal dentário inferior era uma caraterística única da displasia fibrosa. No entanto, o deslocamento do canal em várias direções pode ser explicado pela localização do epicentro em relação ao canal.
- A lesão envolvendo a maxila mostrou expansão na superfície externa e na superfície interna para o seio maxilar.
- A expansão da maxila reduziu o tamanho da cavidade do seio maxilar, embora a forma parecesse inalterada. Este achado único poderia ajudar a diferenciar a displasia

fibrosa de outros tumores, como o fibroma ossificante.

- A displasia fibrosa pode também obliterar completamente o seio maxilar e deslocar o pavimento da órbita.
- A perda da lâmina dura em todos os dentes envolvidos na lesão, deslocando o assoalho da órbita, pode ser corroborada pelo facto de a perda da lâmina dura ser exclusiva da displasia fibrosa e pode ser usada como uma caraterística auxiliar de diagnóstico para a displasia fibrosa.
- Embora a lesão apresentasse os dentes sem reabsorção, a deslocação foi considerada mínima. A deslocação mínima dos dentes, como a inclinação e a rotação, foi observada, mas não houve deslocação buco-lingual.
- As caraterísticas da displasia fibrosa, tais como as margens, a estrutura interna e o efeito na estrutura circundante, foram bem caracterizadas nas imagens de TC.
- As margens da lesão, a aparência de vidro despolido e o deslocamento do seio maxilar eram caraterísticos e consistentes com os achados de displasia fibrosa.
- Embora nenhuma caraterística radiográfica isolada seja patognomónica de displasia fibrosa, todas as caraterísticas em conjunto podem ser consideradas diagnósticas.

Caraterísticas MIRI:

Na RM, o tecido fibroso tem sido descrito como sendo hipointenso em relação ao músculo esquelético nas imagens ponderadas em Noch 7 e 7. Apesar do nome, as lesões de displasia fibrosa não seguem as mesmas caraterísticas de sinal do tecido fibroso puro. A aparente discrepância entre o aspeto teórico e o aspeto real da displasia fibrosa na RM pode ser explicada com base na histologia das lesões. Nas imagens ponderadas em T, as lesões são tipicamente heterogeneamente hiperintensas com áreas hipointensas, isointensas ou marcadamente hiperintensas no seu interior. Dependendo do aspeto das imagens ponderadas em T e em 7_2 , as áreas heterogéneas podem dever-se a calcificação, alterações quísticas. quaisquer áreas ou septações. As caraterísticas de realce da displasia fibrosa são categorizadas como: realce central irregular, realce do rebordo, realce homogéneo ou uma combinação. Em ambas as imagens ponderadas em 7 e 7:, foi tipicamente observada uma orla exterior com pontos e que corresponde à orla esclerótica observada na radiografia.[60]

Gestão

A abordagem terapêutica conservadora com redução limitada do tamanho destas lexionas é suficiente para gerir os sintomas. Uma vez que os doentes com DF podem estar em risco de transformação maligna, é obrigatório um acompanhamento periódico para detetar essa transformação.[62]

Embora a abordagem conservadora em caso de DF, que afecta os maxilares, seja generalizada, a cirurgia ortognática é utilizada em muitos casos para restaurar a oclusão e corrigir a deformidade dentária causada pela doença.[62]

Quando se detecta uma doença poliostótica, é fundamental encaminhar o doente para um endocrinologista para efetuar testes endócrinos e metabólicos, de modo a que as anomalias endócrinas associadas possam ser diagnosticadas e tratadas. 9[5]

Como resultado da radiolucência da displasia fibrosa e apesar da ausência de evidência histológica de atividade osteoclástica anormal, a terapêutica com bifosfonatos tem sido utilizada em doentes com doença polistótica sintomática.[39]

Os bisfosfonatos são utilizados nos casos em que é necessária uma intervenção mas a cirurgia não pode ser efectuada.[62]

Os bisfosfonatos, principalmente o pamidronato, têm sido utilizados mais extensivamente em doentes com doença goliostótica O pamidronato é um bisfosfonato de segunda geração que tem tido sucesso documentado em doentes selecionados com a doença. Os doentes devem ser tratados com perfusões intravenosas de pamidronato durante três dias, com uma dose total de 180 mg (60 mg por dia), repetidas de seis em seis meses, complementadas com cálcio (500 a 1500 mg/dia) e vitamina D (800 a 1200 UI/dia). Cada perfusão deve ser administrada num período de quatro horas. A duração média do acompanhamento é de vinte e seis meses. O principal efeito é a diminuição da dor óssea. Os efeitos secundários são febre transitória, bipocalcemia sintomática e dor óssea difusa transitória.[59]

A excisão cirúrgica do tecido ósseo afetado é normalmente uma forma de tratamento bem sucedida. A abordagem cirúrgica tem como objetivo a oclusão estável, a estética facial e a prevenção de recidivas pós-operatórias. Alguns autores sugerem a aplicação de calcitonina em combinação com o tratamento médico. O tratamento com calcitonina mantém a calcificação óssea local que leva à redução da hemorragia durante a remodelação óssea.[62]

Os procedimentos cirúrgicos podem ser necessários para a correção de uma deficiência, a prevenção de uma fratura lógica e a erradicação de lesões sintomáticas. A idade do doente é importante porque as lesões monostóticas permanecem activas apenas até à maturidade do esqueleto, enquanto as lesões poliostóticas podem progredir durante a idade adulta. Os doentes com lesões nas extremidades superiores podem muitas vezes evoluir bem, com pouca incapacidade funcional ou sintomática, se forem tratados apenas com observação, mas a intervenção cirúrgica é necessária para muitas lesões comparáveis das extremidades inferiores para aliviar os sintomas e/ou restaurar a função.[59]

A fixação intramedular que se estende ao osso não envolvido é o meio mais eficaz de manter os locais de osteotomia corretiva e de prevenir a recorrência da deformidade.[99]

B) DOENÇA DE PAGET

Sinónimo

OSTEÍTE DEFORMANTE

A osteíte deformante ou doença de Paget do osso (PDB) é uma displasia anosseia que se caracteriza por uma rápida remodelação do osso em todo o esqueleto.

História

A doença de Paget do osso foi descrita pela primeira vez em 1877 por Sir James Paget*.

Fisiopatologia

A doença envolve uma função defeituosa da via osteoprotegerina/TNFRSFIIA ou B/RANKI/RANK, um regulador molecular da osteoclastogénese. A forma clássica de osteíte deformante está frequentemente associada a mutações de inativação no gene TNFRSFIIB que codifica a osteoprotegerina. As mutações no SQSTMI (p62), o gene do lequestossoma que codifica uma proteína de suporte para a via de sinalização NFKappaB, também são frequentemente encontradas na doença de Paget clássica. Estas mutações resultam em perda de função ou truncamento/deleção do domínio associado à ligação à ubiquitina (UBA)

Existem muitos relatórios que descrevem partículas e matrizes virais nas células osteoclásticas da DP. Foram observadas sequências de ácidos nucleicos e antigénios microbianos para paramixovírus (sarampo em particular), vírus da esgana canina e vírus sincicial da aurícula. Foi demonstrado que os osteoclastos normais transduzidos com vectores virais que expressam a proteína nuclear do vírus Mensles e o vírus do sarampo apresentam um número e um aumento de núcleos por célula.[61]

Caraterísticas clínicas

A doença de Tagot é igualmente prevalente em homens e mulheres, com maior incidência em pessoas com mais de 50 anos.[66]

Ao contrário da osteoartrite, a dor óssea causada pela doença de Paget geralmente aumenta com o repouso, ao carregar peso, quando os membros são aquecidos e à noite. A doença de Paget pode causar osteoartrite se a secção de osso afetada estiver perto de uma articulação.[66]

As lesões ósseas da DP produzem deformações caraterísticas do crânio, da mandíbula, do dorso, da pélvis e das pernas. O crescimento excessivo irregular dos ossos da mandíbula, especialmente da maxila, pode escamar e levar à aparência facial descrita como "leontiasis ossea".[16]

A cicatrização das feridas de extração dentária nas áreas afectadas é deficiente e a hemorragia pós-cirúrgica excessiva do osso altamente vascularizado que é caraterística desta doença é uma preocupação.[16]

A doença regista um aumento da incidência de cálculos salivares e pulpares. Os doentes sofrem de tumores benignos de células gigantes, sarcomas multicêntricos e transformação sarcomatosa maligna que afectam tanto os ossos maxilares como os ossos longos. A insuficiência cardíaca e a hipercalcémia são problemas médicos associados.[16]

Os ossos tubulares apresentam curvatura e a curvatura da coluna vertebral com colapso vertebral ocorre nas fases mais avançadas da doença.[61]

Todos os ossos do complexo craniofacial podem ser afectados em graus variáveis. À medida que a remodelação da face e da base do crânio evolui, podem desenvolver-se neuropatias dos nervos cranianos como consequência do estreitamento dos forames, sendo a surdez o achado predominante na maioria dos casos.[61]

Caraterísticas histopatológicas.

A doença de Paget ocorre em três fases:

- A fase inicial consiste numa intensa atividade osteoclástica e na reabsorção óssea, com uma renovação óssea que chega a ser 20 vezes superior à taxa normal.
- Esta fase é seguida por uma fase osteolítico-osteoblástica durante a qual os osteoblastos começam a produzir uma abundância de osso tecido, mas a mineralização é ineficaz.
- Na fase final, a deposição de osso cortical e trabecular denso domina, mas é esclerótica, desorganizada e mais fraca do que o osso normal.

Microscopicamente, trata-se de lesões fibro-ósseas celulares com trabéculas osteóides minimamente calcificadas, exibindo bordos osteoblásticos com lacunas osteoclásticas de reabsorção concomitantes. Encontram-se também células multinucleadas no interior dos focos fibrocelulares, sem justaposição com os elementos ósseos. Para além disso, os osteoclastos são numerosos, maiores do que o normal e têm um número aumentado de núcleos por célula. Histologicamente, as lesões craniofaciais escleróticas mostram evidências marcantes de renovação; linhas de repouso e reversão de osso compacto lamelar e trabecular são predominantes e dispostas aleatoriamente em um padrão de mosaico.[61]

Outro achado dentário proeminente é a hipercementose generalizada que está mais avançada nos dentes pré-molares e molares.[61]

Caraterísticas radiológicas

Nas fases iniciais da doença, aparecem lesões radiolucentes em forma de moeda nos ossos planos do crânio, uma condição designada por osteíte circunscrita.[61]

Uma alteração em "vidro despolido" nos ossos alveolares, frequentemente associada à perda da lâmina dura e à reabsorção radicular, é visível nas radiografias dentárias na fase inicial (osteolítica) da doença. Subsequentemente, os maxilares e os outros ossos afectados são ocupados por uma densa deposição óssea esclerótica que fixa o esqueleto deformado na sua forma caraterística e cria as caraterísticas de diagnóstico da calvária (aspeto de "algodão" entre as mesas ósseas alargadas do crânio), maxila, seios maxilares e outros locais,

Gestão[66]

Os medicamentos incluem:

- **Bisfosfonatos:** Os comprimidos de bisfosfonatos devem ser tomados com 6 a 8 onças de água da torneira com o estômago vazio. Não se deitar ou deitar durante 30 minutos depois de tomar o medicamento. Os bisfosfonatos devem ser evitados em doentes com doença renal.
- **Alendronato** (Fosamax) 40 mg por via oral, uma vez por dia, durante seis meses. Se necessário, pode reiniciar o tratamento após seis meses.
- **Pamidronato** (Aredia) 30 mg por via intravenosa durante um período de quatro horas em três dias consecutivos. Reiniciar o tratamento em intervalos, conforme necessário. O regime mais utilizado é de 60 mg num período de duas a quatro horas durante dois ou mais dias consecutivos ou não consecutivos.
- **Tiludronato** (Skelid) 400 mg por dia durante três meses. Se necessário, pode reiniciar o tratamento após três meses.
- **Risedronato** (Actonel) 30 mg por dia durante dois meses. Se necessário, pode reiniciar o tratamento após dois meses. Etidronato (Didronel) 5 mg por kg por dia (se ineficaz, 11 a 20 mg por kg por dia durante um máximo de seis meses). Se necessário, pode reiniciar o tratamento ao fim de três meses.
- **Calcitonina** (injeção de Miacalcin).

- **Calcitonina-salmão** (Calcimar) 200 U por ml; 100 U por via subcutânea ou intramuscular uma vez por dia durante seis a 18 meses.

Raramente, o tratamento cirúrgico com substituições electivas da articulação ou osteotomia pode ser necessário em doentes com as seguintes condições:

- Inclinação progressiva da tíbia ou do fémur,
- Atraso na consolidação das fracturas;
- Fracturas instáveis;
- Artrite refractária ao tratamento médico;
- Compressão focal de um nervo da coluna vertebral ou do crânio.

Síndromes

A) SÍNDROME DE MARFAN

Sinónimo

SÍNDROME DE MARFAN-ACHARD

ARACNODACTILIA

É uma doença do tecido conjuntivo relacionada com uma organização defeituosa do colagénio, que é anormalmente solúvel, transmitida como uma caraterística autossómica dominante.[6]

História

A síndrome de Marfan tem o nome de Antoine Marfan, o pediatra francês que descreveu a doença pela primeira vez em 1896. O gene ligado à doença foi identificado pela primeira vez por Francesco Ramirez em 1991.

Fisiopatologia

A síndrome de Marfan resulta de mutações no gene da fibrilina-1 (FBN1) no cromossoma 15, que codifica a glicoproteína fibrilina.[68]

A fibrilina é um dos principais blocos de construção das microfibrilhas, que constituem os componentes estruturais do ligamento suspensor do cristalino e servem de substrato nos tecidos genitais e noutros tecidos conjuntivos. As anomalias que envolvem as microfibrilas enfraquecem a parede do soro. A dilatação progressiva da aorta e a eventual dissecção da aorta ocorrem devido à tensão causada pelos impulsos de ejeção do ventrículo esquerdo. Da mesma forma, a deposição deficiente de fibrilina leva à redução da integridade estrutural das zónulas do cristalino, dos Igements, das vias respiratórias do pulmão e da dura-máter espinal.

A produção de monómeros anormais de fibrilina-I a partir do gene mutado perturba a multimerização da fibrilina-1 e impede a formação de microfibrilhas. Este mecanismo patogénico foi designado como dominante-negativo porque a fibrilina-1 mutante perturba a formação de microfibrilhas, embora o outro gene da fibrilina codifique a Ebrilina normal. Este mecanismo proposto é evidenciado pelo facto de os fibroblastos da pele em cultura de doentes com síndrome de Marfan produzirem microfibrilhas muito diminuídas e anormais.[68]

Estudos recentes sugeriram que as anomalias na via de sinalização do fator de crescimento transformador bera (TGF β) podem representar uma via final comum para o desenvolvimento do fenótipo de Marfan. O defeito genético leva, em última análise, a uma incorporação diminuída e desordenada de fibrilina na matriz do tecido conjuntivo.[68]

Caraterísticas clínicas

A forma do crânio e da face é carateristicamente longa e estreita. O comprimento dos ossos tubulares é excessivo, resultando em extremidades desproporcionadamente longas e finas. Os dedos das mãos e dos pés são longos, finos e afilados e são designados por dedos de aranha. Há hiperextensibilidade das articulações com luxações habituais, cifose ou escoliose e pé plano. O doente pode ter ectopia lentis bilateral, que é o enfraquecimento ou a rutura dos ligamentos suspensores.[7]

Os doentes podem ter problemas cardiovasculares como: aneurisma da aorta, regurgitação aórtica, defeitos valvulares e aumento do coração.[7]

Normalmente, há um palato alto e arqueado, úvula bífida, má oclusão, múltiplos quistos odontogénicos de diartrose. e maxila e mandíbula. Pode haver disartrose da articulação temperomandibular.[7]

As caraterísticas clínicas foram codificadas na chamada nosologia de diagnóstico de Ghent. Difícil, uma vez que a variabilidade clínica da doença pode dificultar o diagnóstico.[67]

Nosologia de diagnóstico de Ghent.[67]

System	Major criterion	Involvement
Skeletal	➢ At least 4 of the following features: ➢ Pectus carinatum ➢ Pectus excavatum requiring surgery ➢ ULSR < 0.86 or span: height > 1.05 ➢ Wrist and thumb signs ➢ Scoliosis > 20^0 or spondylolisthesis ➢ Reduced elbow extension (<170^0) ➢ Pes plenus ➢ Protrusion acetabulae	2 of the major features, or I major feature and 2 of the following ➢ Pectus excavatum ➢ Joint hypermobility ➢ High palate with dental crowding ➢ Characteristic face
Ocular	➢ Ocular Lens dislocation (ectopia Lentis)	➢ Flat cornea ➢ Incresed axil length of globe (causing myopia) ➢ Hyoplastic iris or ciliary muscle (causing decreased miosis)
Cardio Vascular	➢ Dilatation of the aortic root ➢ Dissection of the ascending aorta	➢ Mitral valve prolapse ➢ Dilatation of the pulmonary artery, below age 40 ➢ Other dilatation or dissection of the aorta
Pulmo nary	➢ None	➢ Spontaneous pneumothorax ➢ Apical blebs
Skin/ Integument	➢ None	➢ Striae atrophicae ➢ Recurrent or incisional hernia
Dura	➢ Lumbosacral dural ectasia	➢ None
Genetic Finding	➢ Parent, child or sibling meets these criteria independently ➢ Fibrillin I mutation known to cause Marfan syndrome ➢ Inheritance of DNA marker haplotype linked to Marfan syndrome in the family	➢ None

Caraterísticas histopatológicas

Hologicamente, a doença de Marfan caracteriza-se pela fragmentação das fibras elásticas, pela escassez de células musculares lisas e pela deposição de colagénio e de escopolissacarídeo entre as células da média. Estas aparências são por vezes descritas como "degenerescência medial quística", embora não existam quistos verdadeiros. A deposição de mucopolissacáridos nas válvulas pode causar espessamento dos folhetos valvulares. A base molecular para estas alterações é a anormalidade da fibrilina, um componente importante da microfibrila elástica. A fibrilina é uma glicoproteína de 350 KD, sintetizada como um precursor de 375 kD que é processado e segregado na matriz. É modificada pelo gene da fibrilina 1 que se localiza no cromossoma 15q21.1.[67]

Gestão

Tratamento cardiovascular da síndrome de Marfan:[67]

- O tratamento com β-bloqueadores deve ser considerado em qualquer doente com Marfan que apresente dilatação da aorta em qualquer idade, mas o tratamento profilático pode ser mais eficaz nos doentes com um diâmetro da aorta <4 cm.
- Os factores de risco para a dissecção da aorta na síndrome de Marfan incluem diâmetro da aorta > 5 an, dilatação da cortical que se estende para além do seio de Valsalva, taxa elevada de dilatação da aorta (> 5% por ano, ou 2 mm/ano em adultos) e história familiar de dissecção da aorta.
- Os doentes com Marfan de todas as idades devem ser submetidos a uma avaliação pelo menos anual com história clínica, exame e ecocardiografia transtorácica. Nas crianças, recomenda-se a realização de ecocardiografias transtorácicas seriadas com intervalos de 6-12 meses, dependendo a frequência do diâmetro da aorta (em relação à área de superfície corporal) e da taxa de aumento.
- Os doentes com síndrome de Marfan devem ser encaminhados para cirurgia profiláctica da raiz da aorta quando o diâmetro no seio de Valsalva for superior a 5,5 cm num adulto ou 5,0 cm numa criança. As grávidas com síndrome de Marfan têm um risco aumentado de dissecção da aorta se o diâmetro da aorta for superior a 4 cm. Nestes casos, é necessária uma monitorização cardiovascular frequente durante a gravidez e o puerpério.

Ilustração

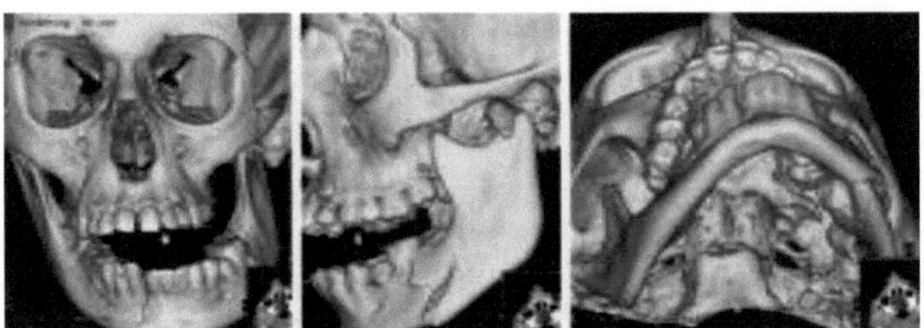

Fig.1. Osteogénese imperfeita

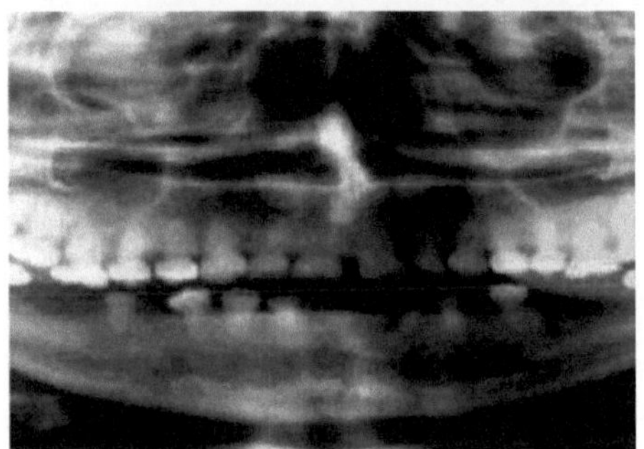

Fig.2. Imperfeição Dentígera

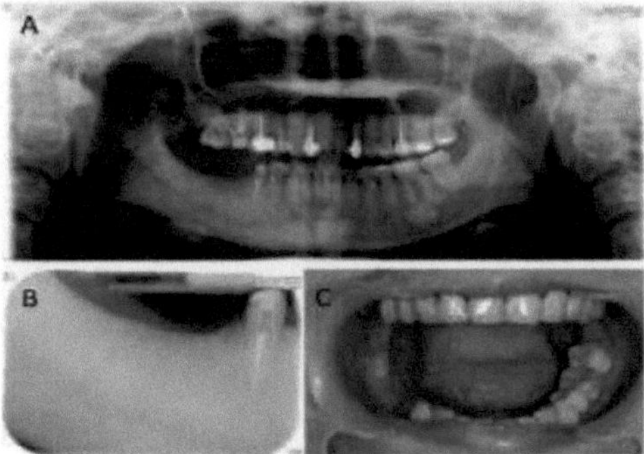

Fig.3. Osteopetrose

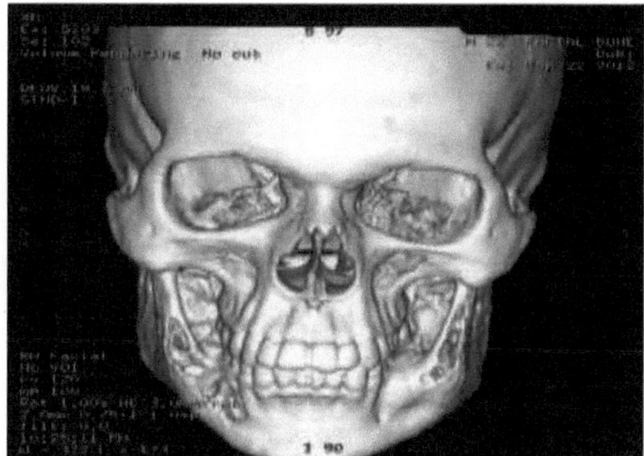

Fig.4. Querubismo

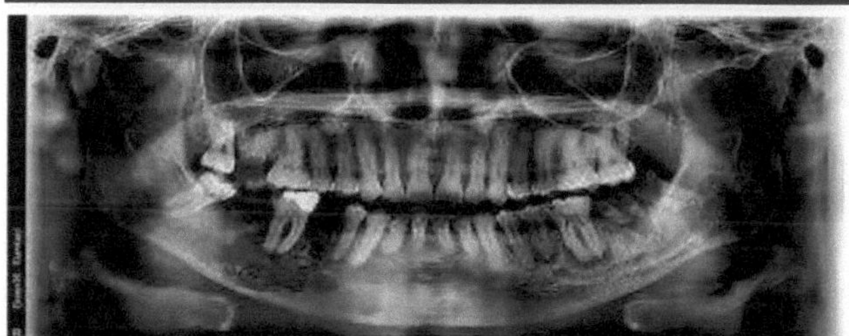

Fig.5. Anemia falciforme

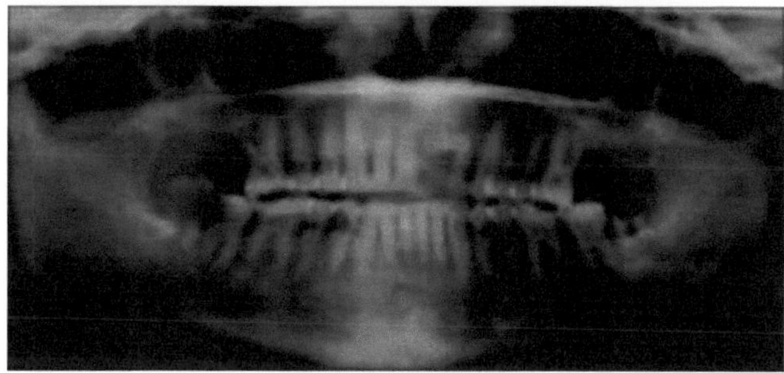

Fig.6. Renel Ricket

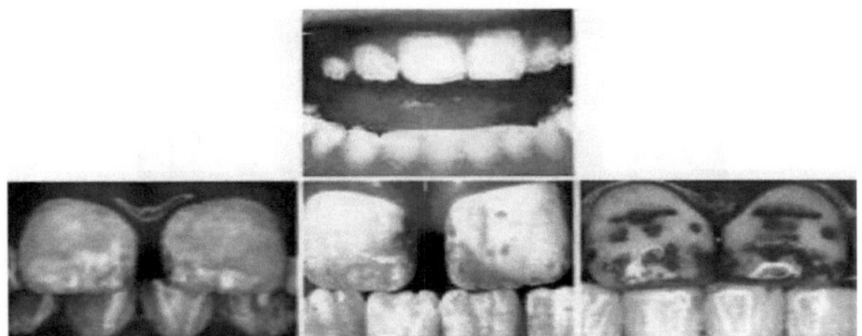

Fig.7. Fluorose

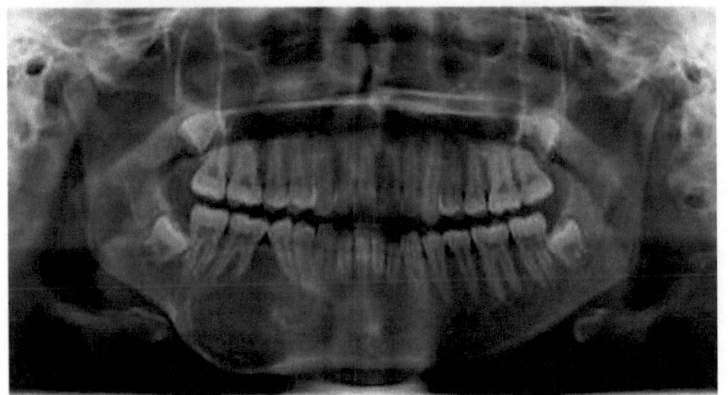

Fig.8. Hiperparatirodismo mandibular de tumor

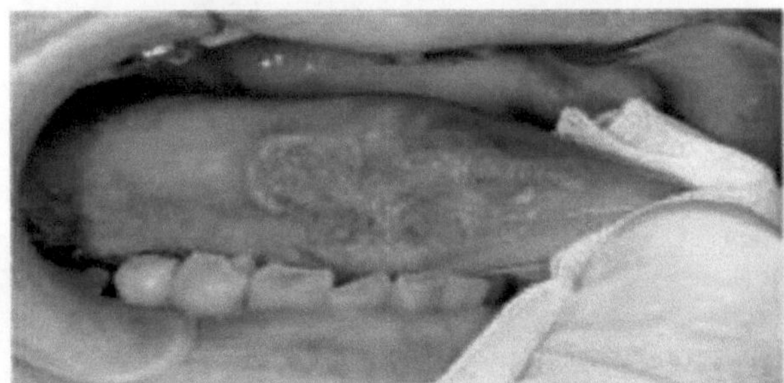

Fig.9. Hipopituitarismo de manifestação oral

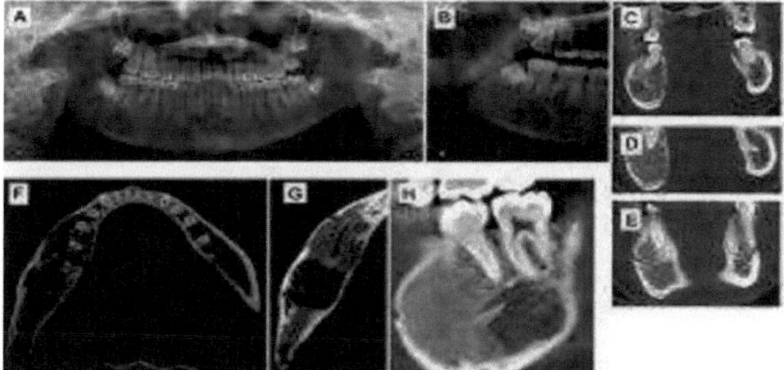

Fıg.10. Displasia fibrosa

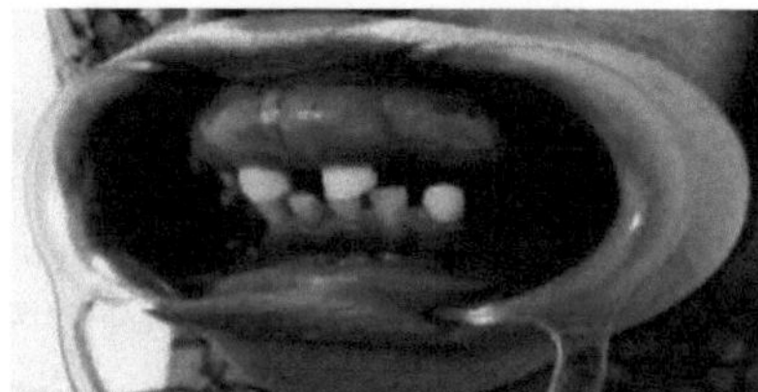

Fig.11. Doença de Paget

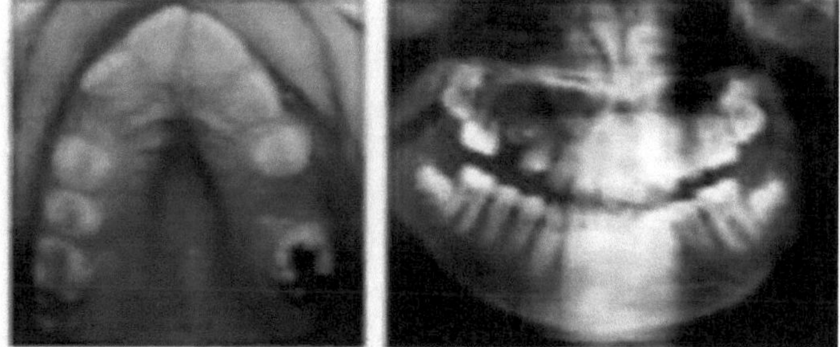

Fig.12.Síndrome de Marfan

Resumo

Estas doenças têm sido classificadas de acordo com a sua etiologia, partilhando a maioria delas semelhanças com os seus mecanismos patogénicos. No entanto, a abordagem mais prática e utilitária tem sido feita na discussão das doenças no contexto de caraterísticas clínicas, radiográficas e patológicas combinadas. O osso não é simplesmente uma estrutura dura, relativamente inerte, para suporte do corpo, mas na realidade é um tecido complexo, altamente organizado e metabolicamente ativo. Para além de fornecer uma estrutura resistente à gravidade, o esqueleto também actua como um reservatório extracelular de cálcio e fósforo. A densidade óssea normal é mantida por uma variedade de mecanismos metabólicos interdependentes, designados por homeostasia óssea normal. Quando ocorre um desequilíbrio na homeostasia, a densidade óssea pode ser afetada de forma generalizada e pode aumentar ou diminuir. Segue-se um breve resumo dos mecanismos envolvidos na homeostasia óssea normal. As lesões osteodistróficas dos maxilares não incluem lesões reconhecidas restritas aos maxilares, mas constituem um grupo de doenças esqueléticas generalizadas que manifestam frequentemente o envolvimento da região oral e maxilofacial.

A osteodistrofia é a formação defeituosa do osso em termos de formação, maturação ou mineralização. Sob este título, foi agrupada uma variedade de doenças, que diferem muito na sua manifestação clínica, bem como na sua etiologia. As lesões osteodistróficas dos maxilares não incluem lesões reconhecidas restritas aos maxilares, mas constituem um grupo de doenças esqueléticas generalizadas que manifestam frequentemente o envolvimento da região oral e maxilofacial. As lesões osteodistróficas dos maxilares são classificadas com base em vários factores etiológicos, mas mencionamos a edição ii da A.G.R.GHOMS em várias rubricas: distúrbios genéticos, distúrbios metabólicos, distúrbios endócrinos, lesões fibro-ósseas e síndromes.

Conclusão

Existe uma controvérsia considerável relativamente às doenças que podem ser incluídas na entidade "osteodistrofias dos maxilares", devido, em parte, ao facto de todas as doenças explicadas neste contexto terem padrões morfológicos variados do estroma e do osso e ao facto de caraterísticas microscópicas semelhantes ou mesmo idênticas poderem ser partilhadas entre duas ou mais entidades diferentes. Estas doenças foram classificadas de acordo com a sua etiologia, partilhando a maioria delas semelhanças com os seus mecanismos patogénicos. No entanto, a abordagem mais prática e utilitária tem sido feita na discussão das doenças no contexto da combinação de caraterísticas clínicas, radiográficas e patológicas. É axiomático que um diagnóstico definitivo raramente pode ser feito apenas com base na fisiopatologia, embora existam alterações subtis que podem levar o médico a favorecer uma entidade em detrimento de outras. As caraterísticas clínicas, as caraterísticas radiográficas e as caraterísticas histopatológicas são variáveis que têm peso na formulação do diagnóstico final.

Bibliografia

1. Robert P Langlais, Olaf E. Langland, Christoffel J Nortje. Diagnostic Imaging of the Jaws (Diagnóstico por Imagem dos Maxilares), 1" ed. Philadelphia: Williams and Wilkins, 1995:449-475.

2. Baljet B. Aspectos da história da Osteogénese Imperfeita (Síndrome de Vrolik). Ann Anat. Jan 2002, 184(1):1-7.

3. Martin E. Shapiro JR. Osteogenesis Imperfecta: Epidemiology and Pathophysiology (Osteogénese Imperfeita: Epidemiologia e Fisiopatologia). Curr Osteoporos Rep.Sep 2007, 5(3):91-7.

4. Shafer WG, Hine MK, Levy BM. Shafer's Textbook of Oral Pathology, 6 ed., Philadelphia. Philadelphia: WB Saunders Company, 2009: 613-796.

5. Brad W. Neville, Douglas D Damm, Carl M. Allen, Jerry E. Bouquot. Patologia Oral e Maxilofacial. 3d ed. Philadelphia: WB Saunders Company 2009:571858.

6. Freny R Karjodkar. Textbook of Dental and Maxillofacial Radiology, 2d ed. Nova Deli: Jaypee Brothers Medical Publishers (P) Ltd: 2009:452-669.

7. Ravikiran Ongole, Praveen B N. Textbook of Oral Medicine Oral Diagnosis and Oral Radiology (Manual de Medicina Oral, Diagnóstico Oral e Radiologia Oral). 1 "ed. Nova Deli: Uma divisão da Reed Elsevier India (P) Ltd; 2010: 618-50.

8. L. Lyndon Key, Ramona Marie Rodriguiz, Steven M. Willi, Nancy M. Wright. Heather C. Hatcher, David R. Eyre, Joel K. Cure, Paul P. Griffin, William L Ries. Long-Term Treatment of Osteopetrosis with Recombinant Human Interferon Gamma (Tratamento a longo prazo da osteopetrose com interferão gama humano recombinante). N Engl J Med. junho de 1995; 332:1594-1599.

9. Steven G. Waguespack, Siu L. Hui, Linda A. DiMeglio, Michael J. Econs. Osteopetrose Autossómica Dominante: Clinical Severity and Natural History of 94 Subjects with a Chloride Channel 7 Gene Mutations. The Journal of Clinical Endocrinology and Metabolism (Jornal de Endocrinologia Clínica e Metabolismo). março de 2007; 92 (3): 771-778.

10. Zoritza Stark, Ravi Savarirayan. Revisão-Osteopetrose. Orphanet Journal of Rare

Diseases, fevereiro de 2009; 4:5.

11. Uwe Komnak, Dagmar Kasper, Michael R. Bo sl, Edelgard Kaiser, Michaela Schweizer. Ansgar Schulz, Wilhelm Friedrich, Gunter Delling, Thomas J. Jentsch.

A perda do canal de cloreto CIC-7 leva à osteopetrose em ratos e no homem. Cell Jan 2011; (104): 205-215. 12.

12. Stuart C. White, Michael J. Pharoah. Oral Radiology Principles and Interpretation (Princípios e interpretação da radiologia oral), 6. Philadelphia: Mosby; 2011:428-539.

13. Douglas J. Wilkin, Jinny K. Szabo, Rhoda Cameron, Shirley Henderson, Gary A. Bellus, Michelle L. Mack, Ilkka Kaitila, John Loughlin, Arnold Munnich. Bryan Sykes, Jacky Bonaventure, Clair A Francomano Mutações no Fibroblast GrowthFactor Recetor 3 em casos esporádicos de acondroplasia ocorrem exclusivamente no cromossoma derivado da paternidade. Am. J. Hum. Genet. 1998; 63:711-716.

14. Xue Han, Mihaela Mihailescu, Kalina Hristova.Neutron Diffraction Studies of Fluid Bilayers with Transmembrane Proteins: Structural Consequences of the Achondroplasia Mutation. Biophysical Journal. Nov 2006; 91: 3736-3747.

15. Afnan Al-Saleem, Asma Al-Jobair. Achondroplasia: Manifestações craniofaciais e considerações na gestão dentária. The Saudi Dental Journal. 2010; 22:195-199.

16. Malcolm A. Lynch, Vernon J. Brightman, Martin S. Greenberg Buket's Oral Medicine. 9ª ed. Philadelphia: J.B. Lippincott Company.1994; 153-538.

17. MF Gomes, MF de Souza Setu bal Destro, E C de Freitas Banzi, SH dos Santos, FA Claro, T de Oliveira Nogueira. Comportamento Agressivo do Querubismo em um Adolescente: 4 anos de Acompanhamento Clínico Associado a Caraterísticas Radiográficas e Histológicas. Radiologia Dentomaxilofacial. março 2005; 34: 313-318.

18. Seth L. Masters, Anna Simon, Ivona Aksentijevich, Daniel L. Kastner. Horror Autoinflammaticus: A Fisiopatologia Molecular da Doença Autoinflamatória. Annu Rev Immunol. Dez 2009; 27: 621-668.

19. Gabriela de Morais Gouvêa Limal, Janete Dias Almeida, Luiz Antonio Guimarães Cabral.Querubismo: Caraterísticas clinicoradiográficas e tratamentoJournal of oral and maxillofacial research. junho 2010: 1:1-5.

20. Martin H. Steinberg, Management of Sickle Cell Disease. N Engl J Med. 20 de abril. 1999; 340:1021-1030.

21. Shirlyn B. McKenzie, J. Lynne Williams. Hematologia Clínica Laboratorial. 2ed. New Jersy. Julie Levin Alexander. 2010:216-253.

22. Robbins, Corton. Pathologic Basis of Disease. 8ed. Philadelphia: Saunders. 2010: 648-652.

23. Gwendolyn M. Clarke, Trefor N. Higgins. Investigação laboratorial de hemoglobinopatias e talassemia: Revisão e Atualização. Clinical Chemistry. maio de 2000;46(8):1284-1290.

24. Harsh Mohan. Livro de Texto de Patologia. 5hed. Nova Deli: Jaypee Brothers Medical Publishers (P) Ltd: 2005:394-402.

25. Dr. Tejinder Singh. Atlas & Texto de Hematologia. I "ed. Nova Deli: Editora Avichal. 2010: 80-90.

26. Marca. RH. Revisão - História precoce do raquitismo renal. Am. J. Nephrol. 1993; 13(4):293-7.

27. Grahame Elder. Revisão. Pathophysiology and Recent Advances in the Management of Renal Osteodystrophy (Fisiopatologia e Avanços Recentes no Tratamento da Osteodistrofia Renal). Journal of Bone and Mineral Research. 17(12): 2094-2103.

28. S. J. Iqbal, D. S. Plaha, G. H. Linforth, R. Dalgleish. Hypophosphatasia: Diagnostic Application of Linked DNA Markers in the Dominantly Inherited Adult Form. Clinical Science. 1999; 97:73-78.

29. Moore C A, Curry C J, Henthom P S, Smith J C, O'Lague p, Cobum SP, Weaver DD, Whyte MP. Mild Autosomal Dominant Hypophosphatasia: in Utero Presentation in Two Families. Am J Med Jenet. 1999; 86:410-15.

30. S Mumm, J Jones, P Fineggan, M P Whyte. Hypophosphatasia: Molecular Diagnosis of Rathbun's Original Case (Hipofosfatasia: Diagnóstico Molecular do Caso Original de Rathbun). J Bone Miner Res. Sep 2001; 16 (9):1724-7

31. Cahill RA, Wenkert D, Perlman SA, et al. Hipofosfatasia infantil: ensaio de terapia de transplante utilizando fragmentos de osso e osteoblastos cultivados. J Clin Endocrinol

Metab. Ago 2007; 92:2923-30.

32. Millan JL, Narisawa S, Lemire I, et al. Enzyme Replacement Therapy for Murine Hypophosphatasia (Terapia de substituição enzimática para hipofosfatasia murina). J Bone Miner Res. Jun 2008; 23(6):777-87.

33. Gagnon C, Sims NA, Mumm S, et al. Falta de resposta sustentada à teriparatida num doente com hipofosfatasia do adulto. J Clin Endocrinol Metab. 2010; Epub.

34. Francis H Glorieux, John M Pettifor, Herald Juppner. Pediatric Bone: Biology & Diseases, 2nd ed., Amsterdam. Amsterdam. Academic press; Nov 2011: 651 678.

35. Marcel A, Boillat, Jean Carcia, Laurence Velebit. Critérios Radiológicos da Fluorose Industrial. Skeletal Radiol. 1980; 5: 161-165.

36. Mats Ehrnerbo, Jan Ekstrand. Occupational Fluoride Exposure and Plasma Fluoride Levels in Man. Int Arch Occup Environ Health. 1986; 58:179-190.

37. Geoffrey E. Smith. Fluoride and fluoridation. Social Science and Medicine. 1988; 26(4):451-462.

38. R.T. Haimanot. Complicações neurológicas da fluorose esquelética endémica, com especial ênfase na radiculo-mielopatia. Paraplegia. 1990;(20):244 38. 251.

39. Opinya GN, Imalingat B. Fluorose esquelética e dentária: Two Case Reports. East Afr Med J. abril de 1991; 68(4):304-11.

40. Dr. Aggarwal Shashi. Histopathological Investigation of Fluoride induced Neurotoxicity in Rabbits (Investigação histopatológica da neurotoxicidade induzida por fluoreto em coelhos). Fluoride 2003; 36(2): 95-105.

41. Jin Cao, Jian-Wei Liu, Lai-Li Tang, Dan-Zeng Sangbu, Se Yu, Shuan Zhou, Yan Yu, Hai-Yan Que Changsha, R.P.China. Fluorose dentária e esquelética precoce em crianças induzida por flúor no chá de tijolo. Fluoride 2005; 38(1):44- 47.

42. Michael P Whyte, William G Totty, Vivienne T Lim, Gary M Whitford. Skeletal Fluorosis from Instant Tea, J of Bone & Mineral Research. maio de 2008; 23(5):759-769.

43. Hrishikesh Kumar, Marina Boban, Mona Tiwari. Relato de caso: Fluorose esquelética

causando mielopatia cervical alta. Jornal de Neurociência Clínica. junho de 2009; 16 (6): 828-830.

44. Soben Peter. Essentials of Preventive and Community Dentistry (Fundamentos da Medicina Dentária Preventiva e Comunitária). 4a ed. Nova Deli: Arya (Medi) Publishing House. 2009; 279-281.

45. D M Vasudevan, Sreekumari S. Livro de Texto de Bioquímica para Estudantes de Medicina Dentária. 1 "ed. Nova Deli: Jaypoe Brothers Medical Publishers (P) Ltd. 2007:187.

46. Adewumi AO, Ashoor IF, Soares FM, Guelmann M, Novak DA. Hematoma de Erupção um Possível Sinal Oral de Escorbuto Infantil. Pediatr Dent. Mar-Abr 2010; 32(2):151-5.

47. R.L. Allgaier, K. Vallabh, S. Lahri. Scurvy: A Difficult Diagnosis with a Simple Cure (Escorbuto: um diagnóstico difícil com uma cura simples). Jornal Africano de Medicina de Emergência. Dez 2011: 1-4.

48. Shlomo Melmed, Ivor Jackson, David Kleinberg, Anne Klibanski. Diretrizes de tratamento actuais para a acromegalia. Journal of Clinical Endocrinology and Metabolism (Jornal de Endocrinologia Clínica e Metabolismo). 1998; 83(8): 2646-2652

49. Erica A. Eugster, Ora H. Pescovitz. Gigantismo: O Jornal de Endocrinologia Clínica e Metabolismo. 1999; 84(12): 46202-5225.

50. Norman K. Wood, Paul W. Gonz. Differential Diagnosis of Oral Lesions (Diagnóstico Diferencial de Lesões Orais). 5a ed. St. Louis: Mosby. 2007; 506.

51. Wouter W. de Herder. Acromegalia e Gigantismo na Literatura Médica. Descrições de casos na era anterior aos primeiros anos após a publicação inicial de Pierre Marie (1886). Pituitary 2009; 12:236-244.

52. Mammis A, Eloy JA, Liu JK. Early Descriptions of Acromegaly and Gigantism and their Historical Evolution as Clinical Entities (Descrições iniciais de acromegalia e gigantismo e sua evolução histórica como entidades clínicas). Neurosurg Focus, outubro de 2010; 29(4):E

53. McDonald-Jankowski D. Fibrous dysplasia in the jaws of a Hong Kong population: radiographic presentation and Dentomaxillofacial Radiol 1999; 28(4):195-202.

systematic review

54. Brannon RB, Fowler CB. Lesões Fibro-Osseas Benignas: Uma Revisão dos Conceitos Actuais. Adv Anat Pathol. 2001; 8:126-43.

55. R Holliday MJ, McCarthy EF, Nager GT. Displasia fibrosa envolvendo a base do crânio. Arch Otolaryngol Head Neck Surg 2001; 127: 1239-1247.

56. Lumbroso S, Paris F, Sultan C. Activating Gs alpha mutations: analysis of 113 patients with signs of Mc Cune-Albright syndromea European collaborative study. J Clin Endocrinol Metab. 2004; 89: 2107-13.

57. Steven R. Singer, Muralidhar Mupparapu, Joseph Rinaggio. Caraterísticas Clínicas e Radiográficas da Displasia Fibrosa Monostótica Crónica da Mandíbula. J Can Dent Assoc 2004; 70(8):548-52.

58. Kimberly A. Fitzpatrick, Mihra S. Taljanovic, Donald P. Speet. Anna R. O Graham, Jon A. Jacobson, George R. Bames, Tim B. Hunterlmaging Findings of Fibrous Dysplasia with Histopathologic and Intraoperative. Correlação. AJR junho de 2004; 182 (6): 1389-1398.

59. Matthew R. DiCaprio, William F. Enneking Displasia fibrosa. Fisiopatologia, Avaliação e Tratamento. J Bone Joint Surg Am 2005: 87:1848-1864. 59.

60. ZK Shah, WCG Peh, W L Koh, TW H Shek. Aparências de Imagem por Ressonância Magnética da Displasia Fibrosa. BJR dezembro 2005:78 (936): 1104 1115.

61. Roy Eversole, Lan S, Samir El Motty. Lesões Fibro-Osseas Benignas do Complexo Craniofacial - Uma Revisão. Patologia da Cabeça e Pescoço, 2008; 2:177-202.

62. Cholakova R. P. Kanasirska, N. Kanasirski, Iv. Chenchev, A. Dinkova. Displasia fibrosa na região maxilomandibular - Relato de caso. Jornal do IMAB 2010; 16(4):10-13.

63. Dr. Jyothi Mahadesh, Dr. Charan Gowda, Dr. Laxmi Devi, Dr. Kokila G. Displasia Fibrosa dos Ossos da Mandíbula Caraterísticas Clínicas, Radiográficas e Histopatológicas - Relato de Dois Casos. Fev. 2011; 2(1):18-25.

64. Ganapathy N. Displasia fibrosa dos maxilares: relato de um caso e atualização da patogénese. JIADS junho 2011; 2(2):54-56.

65. Subodh Arun Sontakke, Freny R Karjodkar, Hemant R Umarji.Caraterísticas tomográficas computorizadas da displasia fibrosa da região maxilofacial. Imaging Science in Dentistry. 2011; 4: 23-8.

66. Doron Schneider, Mary T. Hofmann, Jeannette A. Peterson. Diagnosis and Treatment of Paget's disease of Bone (Diagnóstico e tratamento da doença de Paget do osso). Am Fam Physician 2002; 65:2069-72.

67. John CS Dean. Management of Marfan syndrome. Coração 2002; 88:97-103

68. Loeys BL, Chen J, Neptune ER. A Syndrome of Altered Cardiovascular, Craniofacial, Neurocognitive & Skeletal Development Caused by Mutations in TGFBR1 or TGFBR2. Nat Genet. Mar 2005; 37(3):275-81.

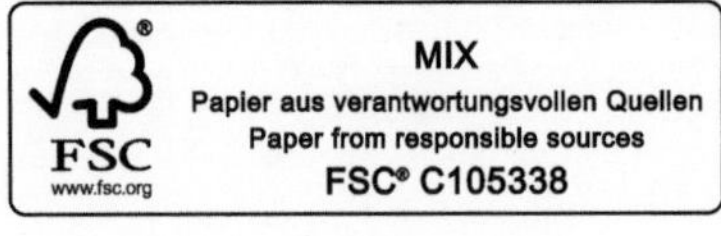

Printed by Books on Demand GmbH, Norderstedt / Germany